U0069292

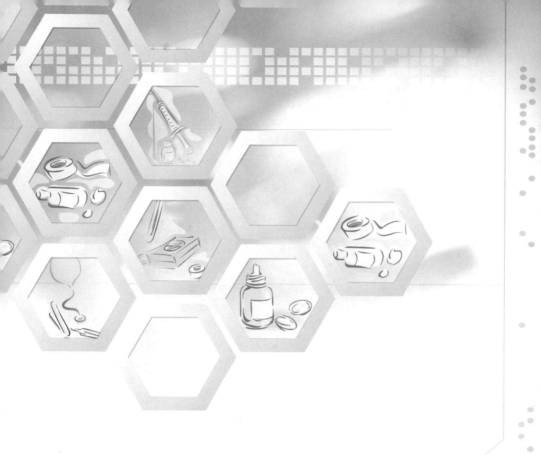

護理生命教育——關懷取向
Life Education for Nursing: Caring Approach

鈕則誠◎著

序

　　我之所以走上「生命教育」的道路，要感謝護理學提供了一處寬廣的對話空間。在一九九一年以前，我對護理的認識，除了家母曾經擔任軍護工作外，幾乎全是與一般人類似的刻板印象。而當那年開始在臺北護專兼課起，至今十三年間，護理學可說是我站在哲學立場最主要的對話學科，直到最近三年方才加入教育學。哲學原本是一門偏向思辨玄想的理論學科，個人有幸先後巧遇護理學和教育學這兩門看重實務應用的科學學科，並與之持續對話，為我帶來潺潺不絕的活水源頭，得以走上「應用哲學」的寬廣大道。過去這一年我嘗試建構「華人應用哲學」取向的生命教育實踐，目前已形成初步的理論基礎，而這也將是我在未來數年間教學與研究具體的目標。

　　《護理生命教育——關懷取向》一書，是我過去十餘年間，與護理學積極對話下小小的學術成果。這種學術對話分為兩部分：科學哲學與倫理學；其中《護理科學哲學》作為我的教授升等論文已另行出版，眼前這本論文集則是倫理教育及生死教育取向生命教育的耕耘收穫，全書核心理念則為女性主義關懷倫理學。生命教育至少包括五種取向：倫理教育、生死教育、宗教教育、生涯教育、健康教育，其中倫理教育自一九八〇年代即出現正義倫理與關懷倫理的爭議。護理學曾經長期追隨醫學腳步而發展，因此在倫理實踐上也接受了男性觀點的正義倫理學。直到女性

觀點的關懷倫理學在強調多元差異的後現代之中應運而生，護理倫理學以及護理專業生命教育才算建立了自身的主體性。

今年初承蒙揚智文化事業公司費心規劃，爲我出版了《生命教育——倫理與科學》和《生命教育——學理與體驗》二書，欣聞讀者反應尚佳，使我願意不揣淺陋，再將有關護理生命教育的著述付梓出版，希望有助於護理專業生命教育的推動。醫護人員終日面對生老病死，生命教育爲這群辛勤的專業人員提供了「科技與人文對話」的機會，進而體現醫護專業的人文關懷，本書大致反映出這種基本精神。

最後謹對本書的順利出版，向揚智公司的總經理葉忠賢先生、總編輯林新倫先生、副總編輯閻富萍小姐、主編黃美雯小姐、編輯陳怡華小姐致上由衷的謝意。更要感謝的是在他們的鼓勵下，使我對兩年後即將正式推動的高中「生命教育類」選修課程的師資培育教材，產生陸續撰寫的興趣，就當它是自己生涯發展的階段性任務吧！

鈕則誠

二〇〇四年八月十五日

目　　　錄

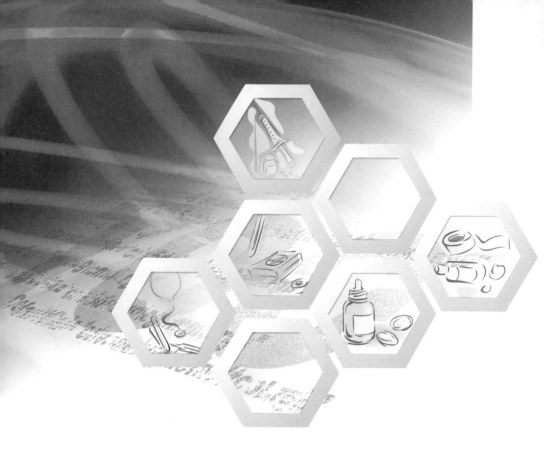

第一章
女性主義護理生命教育
：從世俗解放到精神解脫

壹、引 言

護理是一門以女性為主力的專業（profession），護理從業人員中有百分之九十七為女性。正因為這種明顯的性別取向在歷史上長期存在，使得護理由一門行業（vocation）轉型為職業（occupation）再提升為專業的過程備極艱辛。醫學的父權（patriarchy）始終籠罩著護理世界，至今尤然。在臺灣，衛生保健人力中近半數為護理人員，唯其絕大多數位居整個體制的中下層，對政策釐訂起不了太大作用；在美國的情況亦類似。護理界對此般處境並非無心改善，她們努力的方向之一是把護理學納入主流科學的範疇中，使之與醫學等學科在知識層面能夠平起平坐。

「護理科學」的提倡是一九五○年代以後的事，她對提升護理為專業的確有所貢獻。護理在中世紀原本是具有宗教神聖使命（ministry）的行業，十九世紀中葉以後為南丁格爾大力推廣乃日漸世俗化（secularize），形成為科學可謂護理世俗化的極致。但是當護理學者警覺到主流科學論述同樣充滿父權宰制的影響時，遂在女性主義啟蒙下產生「意識覺醒」（consciousness raising），開始爭取世俗解放。

護理的世俗解放是由主流科學論述的父權宰制下掙脫，自願邊緣化（marginalize），並向非主流科學論述靠攏，女性主義護理學由此應運而生。不過護理界不願也不能自外於整個科學共同體，卻又必須凸顯本身的獨特性，

其主要策略即是強調「關懷／照護」（care）的重要，以與「治癒／醫療」（cure）有所區隔。

　　此一照護理念實傳承於護理過去所背負的神聖天職。今日護理若要彰顯這種神聖的職責與精神，對安寧緩和療護（hospice and palliative care）多所著力應可爲功。筆者主張，女性主義護理學的生命教育，乃是護理人員從世俗解放再向上超拔爲精神解脫的方便法門。本論文即是對護理在世俗解放方面的回顧，以及在精神解脫方面的前瞻，希望有助於護理教育和護理管理。

貳、護理：從神聖到世俗

一、護理的歷史及社會考察

　　根據一位當代最資深護理理論家 Peplau（1987: 15）的說法，護理此一行業大約在文藝復興時期，伴隨三種以男性爲主的專業──神學、法學、醫學，自相同的宗教母體（religious matrix）中產生。在此之前，病患的康復（healing）被視爲「上帝的意旨」，需由神職人員參與以助其完成，婦女和照護人員（nurses）亦有機會置身其中。

　　雖然後來護理效法醫學，逐漸趨向科學而日益世俗化，但時至今日，「護理是否爲神聖使命？」的問題再度被提出。Widerquist 和 Davidhizar（1994: 647-648）指出，有組織的護理活動可能源自早期的基督教會，教會和

其後的宗教性社團（order），包括出家眾和在家眾，都不曾忽略世人的身心所需。此時的人是被視為身心一體的，直到笛卡兒以後，身體和精神始判成兩橛，與此相對應的則是世俗化的社會。

現代醫學受惠於笛卡兒二元論（Cartesian dualism），採取了生物醫學模式（biomedical model）以納入科學範疇（Tamm, 1993: 216-217）。而現代科學則是西方基督宗教對神聖領域和世俗領域截然二分下的產物；以不侵犯神聖領域為條件，科學可以在世俗領域中自行其是（Monod, 1977: 162）。

現代醫療和照護的活動大多落實於醫院中。醫院的雛型在西方自古有之，紀念古希臘健康之神 Aesculapius 的廟宇即具有醫院的形式和功能（Griffin & Griffin, 1969: 8-9）；而羅馬貴婦人Fabiola本著基督徒的奉獻精神，在三九〇年所創立的免費大型醫院則已具備相當規模（Kelly & Joel, 1995: 13-14）。醫院經過中世紀一千年的演變，銜接上後來的文藝復興、宗教改革、科學革命以及產業革命，其中男性醫師的醫療技術日益走向世俗化、科學化、專業化，女性護理人員的照護服務自不免受到影響。

護理從神聖使命走向世俗服務的最具體表現便是南丁格爾一生的努力。南丁格爾本身的護理訓練，來自一位德國新教牧師所設立的宗教性護理訓練機構；但是她在一八六〇年所創辦的世界第一所專收女生的科學化護理學校，則隸屬於倫敦聖多瑪斯醫院旗下（Kelly & Joel, 1995: 28-29）。

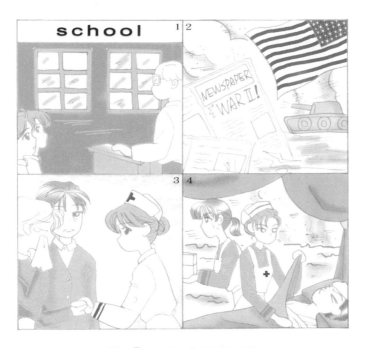

戰場上的南丁格爾

　　這種將護理形塑為女性正式職業的過程，Hughes（1990: 25）稱之為家務專業化（professionalizing domesticity）。其重要步驟係通過教育訓練來實現，然而自十九世紀以降，護理教育的發展卻始終與男性專業意理（male professional ideology）糾纏不清（Dickson, 1993: 67-68）。效法醫學應運而生的科學的護理學，其實已深深捲入具有男性偏見的主流科學潮流中。

二、科學的護理

　　科學化的護理在美國最為先進和興盛，但於二十世紀初，醫院附設的護理學校雖然代表護理人員的正式養成管道，其主要作用還是為醫院培養廉價勞工（Garling, 1985: 30）。這種情況並未因為大學成立護理科系而有所改善，直到二次世界大戰以後，醫院本身的條件起了變化，護理人員在醫院中的角色才隨之改變。

　　醫院條件的變化來自生命醫療科學的發展，像分子生物學的出現，便掘深了醫學研究的園地。而當醫院成為醫療科學技術的施展場所，過去那種家庭模式的醫院即轉型為資本主義式服務機構，開始強調經營管理，此時受過高等教育且擁有較豐富專業知識的護理人員自然受到醫院管理者的歡迎（Dickson, 1993: 75-77）。

　　護理自神聖使命世俗化的表現可以分為兩方面來看：臨床服務的專業化、學術研究的理論化，這兩項努力大體均自二十世紀中葉展開。在專業化方面，一九四九年引入的成組護理（team nursing）和一九六六年誕生的全責護理（primary nursing）照護模式，逐漸揚棄了過去的官僚作風（bureaucracy），讓專業受到尊重並得以發揮（Klakovich, 1994: 44-46）。

　　而在一九五二年，美國兩大護理團體──美國護理學會（American Nurses Association, ANA）和全美護理聯盟（National League for Nursing, NLN）──經改組後，正式確立其專業地位。ANA且在一九六五年提出一份護

理教育定位報告，將護理人員的素質要求全面提升
（Kelly & Joel, 1995: 63-64）。

　　至於理論化方面，一九五二年同樣具有代表性。當
年學術期刊《護理研究》（*Nursing Research*）在美創刊，
Hildegrade Peplau 則以《護理中的人際關係》一書開啓了
當代護理理論的先河（Meleis, 1991: 32-35）。一九六三年
另一種期刊《護理科學》（*Nursing Science*）首次出版，
使護理學邁向科學之林。至於護理學家自一九七〇年起被
選爲美國國家科學院院士，更象徵她已被主流科學界所接
受（Peplau, 1987: 26-27）。

　　科學化的護理是此一行業世俗化的最後結果。在南
丁格爾之前護理仍具有相當的神聖使命和宗教性格，是南
丁格爾把她轉變爲和醫院緊密結合的職業。近百年後醫院
本身起了變化，加上受科學與技術大環境的影響，護理乃
效法醫學躍升爲一門科學專業。不過在受制於男性專業模
式的情況下，護理卻出現角色非自主性、專業缺乏共識、
學歷心理差距、厭惡陰性價值、相信科學方法、忽略研究
限制等問題（Dickson, 1993: 80），亟待反省改進。

三、當代護理學的科學哲學探討

　　護理演進成爲一門專業後，必然要奠基於護理學
術。而護理學作爲一門科學學科，實有必要從事後設科學
的（metascientific）反省，以確認其可能性與限度。當代
護理學的後設反省，主要集中在護理學史和護理學哲學兩
方面。其中外在史（external history）部分，亦涉及護理

學社會學。對一門科學學科從事歷史學、哲學及社會學的考察，即屬於後設科學或科學學（science studies）探究。

護理學史隨著現代護理學在十九世紀中葉形成以後而出現，一開始所記錄的多半是護理改革情形，內容充滿歡欣。不過在護理提升爲專業和科學學科之前，歷史記載常帶有兩派對立的觀點：一派認爲護理的舊方法已爲新系統所取代，職業認同就此奠基；另一派雖承認新系統已經存在，卻不足以創造出一統的職業認同。

值得注意的是前者多出於女性護理人員的手筆，後者則爲男性醫師所撰寫（Magg, 1987: 2-3）。這多少反映了某種權力／知識的宰制關係：男性醫師藉著書寫護理的歷史以正當化（legitimate）本身凌駕女性護理人員的狀況。改善之道或可由護理知識性質的反省著手。

對護理知識性質的考察，屬於護理科學哲學論題之一 —— 知識學（epistemology）的探討，其他二者爲方法學（methodology）和研究方法（research method）論題。將此三者構成三層面一系列來思考的是女性主義科學哲學家Harding（1987: 2-3）。

根據Harding的分析，研究方法乃是「蒐集論據（evidence）的技術或程序」，包括詢問、觀察、檢視等。方法學則是「指導研究如何進行的理論與分析」，例如馬克斯主義或現象學觀點等。知識學即是「有關知識的理論」，例如追問主觀事象可否視爲知識等。

女性主義的學術研究稱爲女性學（women's studies），護理學家與女性學家有一個共通之處，便是相當重

視知識學的反省。此種努力可看作是這兩門以女性爲主力的科學學科之發展策略，即試圖藉釐清本身的知識性質以擴充主流科學的論域（arena）。

護理學的科學哲學爭論（debate）起自一九六○年代末期，當學者決心全力發展理論時，究竟這些理論應該是自家的還是借用的？是純粹的還是應用的？是描述的還是規範的？均成爲爭論的焦點（Meleis, 1991: 37-38）。

理論的成立與否必須靠研究來加以測試。在過去三十年中，護理學從研究方法的整合提昇到方法學的創新，再擴充至知識學的貫通，可謂逐漸走出自己的道路來。這些進展早已超出測試理論的需要。

換言之，護理學在以提出理論和從事研究以鞏固本身的科學地位時，因爲處於整個科學共同體的邊緣位置，反倒有機會置身事外，以退一步海闊天空的胸懷，同時作出科學哲學反省，進而拓展了護理學的視野和界域（domain）。於此護理演進過程中，女性主義關懷倫理學啓蒙貢獻良多，無疑可視爲一種世俗解放。

參、女性主義護理學：世俗解放

一、研究方法：從量化途逕到質性途逕

護理從神聖使命演變爲專業服務與科學學科，可說是一系列世俗化過程。正當護理學努力效法醫學以爭取平

起平坐的機會時，部分學者猛然驚覺護理正在一步步陷入男性專業及科學意理的宰制中，因此砳思透過女性主義的批判與實踐來追求解放。批判地建構起女性主義護理學，正是護理的世俗解放之具體實踐，其第一步即從研究方法途徑的整合著手。

必須說明的是，護理研究途徑的改善不必然造成解放，將女性主義精神貫注其中始能成功。而女性主義也的確對護理學研究方法自量化途徑（quantitative approach）擴充至質性途徑（qualitative approach）的推動有所助益。

MacPherson（1983: 21-22）很早即指出，在研究上劃分質性與量化二者並非性別中立的（gender-neutral）。其中暗含的男性隱喻（male sexual metaphor），並未照顧到女性體驗（female sexual experience）。改善之道便是將量化途徑擴充至質性途徑，因為後者可以使得女性得以呈顯（visible）。

女性主義護理學並不反對作研究採行經驗的（empirical）及量化的方式進行，而是反對因為要求重複驗證和計量的信度（reliability）與效度（validity）而排除不能量化的因素之作法。她們認為這種作法窄化了人類的體驗，尤其是女性的體驗（Hall & Stevens, 1991: 19-20）。事實上，Harding（1987: 1-2）即認為研究方法乃是公用的而非私秘的，沒有特別為女性主義使用的研究方法，有的只是男性中心的（androcentric）劃地自限。

根據Playle（1995: 980-982）的分析，量化途徑的傳統來自實證主義（positivism），追求可直接觀察和測試的

科學客觀性，醫學研究即傾向此法。但是護理學與醫學不同，護理活動獨到之處包括人際互動、照護以及養育（nurturing），這些都具有主觀性，常被排除在量化研究之外。改善之道便是揚棄實證主義的傳奇神話，改採對個人意義、主體性（subjectivity）和瞭解（understanding）賦予價值的人文主義（humanism）。

筆者認為，在人文精神的觀照下，質性研究始有施展空間，女性主義亦得以發揚光大。或許也可以這樣說，女性主義一如馬克斯主義，對破除人類三大迷障——種族主義（racism）、階級主義（classism）和性別主義（sexism）——具有重大貢獻，也因此讓人文主義得以落實。這是世俗解放的充分實踐，可與宗教奧義所激勵的精神解脫相互輝映。

總之，質性途徑與量化途徑乃是取得資訊的兩種不同形式，而非不同的資訊形式（Richards & Richards, 1993: 39-41）。研究方法有所區分，是為了方便研究而非限制研究。而質性研究也絕非次要研究或替代性研究。通過女性主義以整合護理研究中的量化途徑與質性途徑，相信可為護理學在健康科學（health sciences）領域中爭得一片天。

二、方法學：從自然科學到社會科學

研究在方法途徑上的整合，意味著技術層面的擴充。有容乃大，如果再配合女性主義的反省與批判，將可充分凸顯自身學術與專業的主體性。但光有技術面的擴充

並不足以促成學者心態改變和研究典範轉移（paradigm shift）。

　　方法學乃是指導研究進行的理論與分析，作爲不同領域科學學科方法學的理論，科學史學家Kuhn（1970: 182）稱之爲「典範」。護理學家Parse（1987: 2）把典範視爲「對一門學科中有關現象所抱持的世界觀」。Menke（1990: 208）進一步釐清，後設典範（metaparadigm）即是「足以確認與一門學科有關現象的一個或一組陳述」。Fawcett（1989: 6）則指出，組成護理學後設典範的概念包括人、環境、健康、護理，其最主要的陳述或命題爲：「護理探討人的整全（wholeness）或健康，並認清人不斷地與其環境互動」。

　　根據Parse（1987: 4）的分判，護理學兩大典範便是：「人與環境總和典範」（Man-environment totality paradigm）和「人與環境同步典範」（Man-environment simulitaneity paradigm）。「總和典範」相信人是部分的總和，健康可藉改善內外環境而達成。「同步典範」則認爲人可以自由選擇與環境的關係，健康乃是人的展現（unfolding）。

　　護理活動長期伴隨生物醫療活動而存在。一九五〇年代，護理學標幟起自己的學術界域，卻未脫自然科學影響。直至七〇年代幾經反省，始見典範轉移跡象。八〇年代以後，則呈現兩種典範並存的局面。

　　護理學家反身而誠所提出的兩大理論典範或各種概念模式（conceptual model），大體上反映了西方自十七世紀科學革命以後逐漸形成的自然科學

（Naturwissenschaften）與精神科學
（Geisteswissenschaften）兩種學術傳統。後者於二十世紀
進而分化爲社會科學與人文學（humanities），部分護理學
家則傾向將社會科學稱爲人文科學（human science）。依
筆者之見，護理學若要獨樹一幟，充分擁有自己的施展空
間，與其投身自然科學陣營，倒不如向人文科學靠攏。畢
竟人文科學領域較能包容多元典範，也更切合護理學服務
人群的旨趣。

通過女性主義的觀點來看，自然科學其實是一種特
別的社會科學（Harding, 1991: 307）。自然科學並非空穴
來風，而是與人文社會科學同樣無逃於天地之間，有其歷
史與社會時空脈絡的。當護理人員形成爲一個知識共同體
（epistemic community）時，由於其所運用的護理知識部
分來自父權社會下的女性情境，遂被視爲非科學知識。

但女性主義發現，當今最受推崇的科學知識，其實
只是符合男性利益的知識，且男性也的確握有權力以宣稱
科學的正當性。女性主義可以爲護理學做的便是，釐清護
理知識所具備的與科學知識不同的基礎，並肯定其同樣擁
有正當性（Hagell, 1989: 228）。

三、知識學：從客觀知識到主觀知識

女性主義超越了科學二分的爭議，同時也顛覆了科
學知識的共識，可謂觀點創新與世俗解放。護理學原本在
沒有女性主義的助力下，就已一步步努力掙脫量化研究方
法、自然科學方法學的桎梏，走向更爲人性化的境地。但

這些努力的意義與價值，終究必須放在知識學的觀照下，始能清晰朗現。

筆者發現，護理學與女性主義均十分重視知識學。Meleis（1991: 71-94, 151-245）以相當多的篇幅來鋪陳護理學知識學，Alcoff 和 Potter（1993: 1-14）則合編了一冊引起熱烈討論的女性主義知識學論文集。二者皆不約而同地提到反身而誠下的自我省察（awareness），無論是針對研究所涉及的科學知識多重真相，還是指向性別所涉及的權力階層關係。

護理知識早先效法醫學知識，一直循著經驗科學道路發展，一九七五年Barbara Carper提出「護理致知基本形態」（fundamental patterns of knowing in nursing），引起學界廣泛討論，至今未衰。她所揭櫫的護理知識形態共有四種：經驗知識、倫理知識、個人知識、美學知識（Carper, 1992: 76-77）。除了前一種可歸於客觀知識外，其餘三種皆屬主觀知識。

呼應著護理學研究方法及方法學的擴充，護理學知識學亦自客觀知識擴充至主觀知識。到了九○年代，四種護理致知基本形態已嫌不足，學者紛紛提出新的建議。Watson（1990: 20）列舉第五種——形上之知，Munhall（1993: 125）主張未知（unknowing）之知，White（1995: 83）則強調社會政治之知。

整體說來，護理的經驗之知和社會政治之知，理當納入經驗科學範疇。而倫理之知、美學之知、形上之知、未知之知，似可納入哲學人文範疇。至於個人之知，則不妨看作是主客觀知識融會貫通的橋樑。

　　女性主義研究應用於護理知識的發展，會把焦點置於個人直觀的（intuitive）與主觀的「致知」上，以發前人所未發。例如揭露醫學模式對護理實務以及女性保健的宰制等（Sigsworth, 1995: 897）。

　　尤有甚者，女性主義護理學知識學甚至質疑創造新資訊的生成研究（generative research），在使用二分法（dichotomy）對事物進行分類（sorting）時——例如「男人」與「女人」——有陷入本質化割裂之嫌。而主張應代之以分析探究（analytic inquiry），將研究焦點自對象轉移至論述（discourse），以解構（deconstruct）言詮來取代割裂對象（Allen, Allman & Powers, 1991: 50-52）。這種試圖從研究的最根本之處——論述——來革新護理知識和護理實務的作法，已經使護理的世俗解放達到相當徹底的程度。

肆、女性主義護理生命教育：精神解脫

一、死亡教育

　　護理自十九世紀中葉起，從宗教性神聖使命逐漸世俗化為一門科學學科。近三十年間，護理通過女性主義啟蒙，產生意識覺醒，開始揭露科學界的男性偏見，揚棄醫療圈的父權宰制，可謂世俗解放。但是我們面對此景不禁

要問：大破之後能否出現大立？

　　筆者建議，以「關懷／照護」為專業重心的護理，可以自覺地經由死亡學（thanatology）啟蒙，針對包括專業人員和服務對象在內的個人及團體情境（situation），重新確立具有神聖使命的護理哲理（nursing philosophy），將之落實於護理教育與護理管理，以促成護理人員和受苦病患的精神解脫。

　　死亡學啟蒙需透過死亡教育來實現。因為諱言死亡，西方的死亡學在臺灣稱為「生死學」，而死亡教育則被視為「生死教育取向的生命教育」。死亡教育原本關切死亡、臨終（dying）和哀慟（bereavement）。然而倘若加以擴充，則可包括生前各種階段。即以護理教育所看重的人類發展學來看，死亡學至少可以銜接老年學（gerontology）的課題加以統整考察。我們甚至應考慮將死亡學擴充為「安身立命之學」，納入護理教育，如此可使護病雙方皆能受惠。

　　死亡學與老年學於二十世紀初由同一位科學家所創，但是二者的聯繫一直被忽視，近來始有心理學家大聲疾呼應予重視（Wass & Neimeyer, 1995: 436）。事實上，死亡問題對任何人都是終身伴隨的。嬰兒猝死、兒童傷害、成人意外、老病纏身等景況不時出現在我們眼前，瀕死體驗（near-death experiences; NDEs）也絕非事不關己。在人生苦短、世事無常的存在情境（existential situation）中，死亡學的確應該像性別學（gender studies）一樣，成為各層級教育的核心課題。

　　死亡學只有百年歷史，它與傳統學科的介面（interface），使其扮演三種角色：貢獻的（contributory）、補充的（complementary），以及革命的（revolutionary）角色。它既有助於擴充傳統學科的內涵，也形成一門與傳統學科互補的獨立學科。它更促進了死亡覺醒運動（death awareness movement），以破除否認死亡的社會趨勢（Wass & Neimeyer, 1995: 436-438）。

　　死亡學的落實，理當透過教育並終身為之。而作為學校教育的內容，它可依對象不同分為三種：兒童與青少年教育、大專教育，以及專業教育（Wass & Neimeyer,

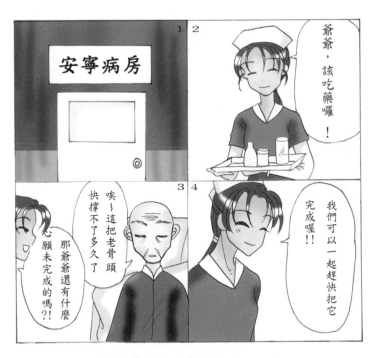

安寧病房中的護理人員

1995: 441-445）。

　　至於學生修習死亡學課程的理由，Kalish（1985: 297）歸結出四點：

- 早年生活體驗中的困擾有待解決。
- 對眼前疾病或家人去世的體驗所產生的關切。
- 涉及工作或志願服務所面臨的死亡情景。
- 希望對死亡的意義多所瞭解。

　　以此觀之，護理人員的死亡教育屬於專業教育，其目的則是在改善生活品質（quality of life）上推己及人（Alexander, 1990: 7-8）。

二、護理專業的死亡教育

　　McEvoy（1990: 51）指出，護理專業的死亡教育，可經由四種管道來完成：

- 系統整合下特別設計的課程。
- 機會教育（by happenstance）。
- 一般必修或選修課程。
- 以臨床體驗為基礎的研討論題。

　　而Selder（1990: 2-5）則強調專業死亡學課程教學，應考慮事項有五點：

- 適合於不同學生背景和知識的有效教學途徑。
- 將教學內容納入一套有組織的語言概念架構中。

- 適度介入病患失落的心情中，以協助其減少悲傷、恐懼和不確定感。
- 對照護行為的自我省察。
- 對課堂和臨床教學的督導。

基於上述要求，護理專業的死亡教育，理當提供經過特別設計的課程，配合以臨床討論和機會教育全面落實之。其所涵蓋至少包括有關死亡的醫療、社會、宗教、心理和法律等面向（aspect）。Babcock（1990: 38-40）舉出一門典型的專業死亡學課程內容，大致可分為八個單元：

- 死亡與當代社會。
- 死亡與儀式。
- 死亡與保健。
- 自殺或他殺所導致的死亡。
- 臨終與哀慟的層級。
- 尋死的權利：專業關懷及課題。
- 介入的原則。
- 個人性與社會性選擇。

但是依筆者之見，此類課程安排多半偏向死亡的探討，較少生活的反思。改善之道或許可以從生活品質的檢討著手。

生活品質是一個主觀且模糊的概念，但是用在醫療照護活動上，仍有其具體可信之處。狹義上它又稱為生命品質，指當一個病人已陷入機能不全（incompetence）情況時，醫護決策應本於對患者最有利（best interests）方

向而訂定。所評估的項目包括：患者的身體機能、情緒狀態、獨立性、隱私權、尊嚴、忍受力，以及存活期等。這些項目的評估，與醫療倫理及法庭判決息息相關（Lo, 1988: 140）。

廣義而言，生活品質涉及倫理學中有關善的生活（a good life）之理論。然而當其落實在醫護決策上，則指向較大群體的健康與疾病問題，亦即對健康水平的測量，這又牽涉到歷史和政治經濟社會因素。過去看重的是，不同群體和社會的罹病率及死亡率之比較。如今關心的則是，公共衛生條件以及影響經濟發展的營養、居住、教育情況的改善等，醫療照護反屬次要（Brock, 1993: 294-295）。

從以上描述看來，無論是狹義的生命品質還是廣義的生活品質理念，皆可納入護理專業的死亡教育中，以形成微觀及宏觀的視野。雖然這些理念不脫世俗的價值判斷，一旦放在死亡當前的終極關注（ultimate concern）之存在抉擇觀照下，便有可能創生出向上超拔的動力，護理專業中的靈性照護（spiritual care）即得以受惠於此。

三、女性主義護理死亡教育

Ross（1994: 439-441）發現，一個人的健康／疾病狀態、安適（well-being）與生活品質的靈性構面（spiritual dimension）包含三部分：

• 在生活、受苦與死亡中追尋意義、目的和圓滿的需要。

- 生存希望／意志的需要。
- 相信自我、他人以及信仰神明的需要。

　　這與國際護理協會（International Council of Nurses; ICN）所定義的護理功能有相當大的吻合，靈性照護因此可視爲護理人員角色的一部分。

　　靈性照護是爲滿足病患的靈性需求（spiritual need）而發，靈性需求即是相對於身體狀況改善的精神需求。根據一項調查，護理人員對病患精神需求的認定依序是：信念與信仰、平安與舒適、關愛與寬恕、意義與目的、希望與創意，其中信念與信仰的需求高居首位（Ross, 1994: 442-443）。這項調查顯示，受苦病患的宗教信仰和個人信念可以爲其帶來精神解脫，而護理人員的靈性照護必須著眼於此。

　　Cusveller（1995: 973-974）指出，護理照顧主要奠基於使病患安適的承諾（commitment）之道德意義上，而非照護的方法及技術上。而這項承諾則根植於護理人員對安適與承諾的擇善固執（conviction）中，亦即部分屬於她或他個人的信仰、哲學、世界觀或宗教。由此可見，病患的精神解脫實與護理人員的精神解脫相互呼應，且多少是相輔相成的。

　　回到護理教育的反思上面來。依照傳統，護理課程發展需要樹立一套哲理以作爲未來規劃的基礎，Uys 和 Smit（1994: 242-244）嘗試將用於護理教育和護理管理的「護理哲理」，擴充爲用於整個護理科學和護理專業的「護

理學哲學」（philosophy of nursing）。她們把前者視為主題哲學（subject philosophy），後者視為科學哲學。照她們的分析與建議，護理人員可以撰寫的科學哲學有兩項：生活與世界觀、使命內容（mission statement）。前者立基於擇善固執的終極信仰承諾（ultimate faith commitment），後者則為維繫一體感（sense of community）。

正是這種終極信仰承諾下的一體感，足以令護理的神聖使命獲得重生。當護理專業的死亡教育促使護理人員反身而誠，開始正視自己與病患的信仰承諾時，女性主義從另一方面凝聚了護理專業人員的一體感。

尤有甚者，女性主義關懷倫理學以其另類關注（alternative concern），對包括女性和老人在內的弱勢族群投以較多的心力，進而將性別問題和高齡問題整合在一道，實有助於老年學的扎根與開展（Ginn & Arber, 1995: 1-14）。對資深公民（senior citizen）的妥善照顧和平安送終，不但是護理人員的崇高使命，也是整個社會的重大責任。

伍、結語

「關懷／照護」長期以來均被視為人的本性，近年始由女性主義社會科學家倡議為工作及勞動（Rose & Bruce, 1995: 123-125），護理人員則以此為專業。正是由於養生送死的照護與每個人的關係太密切，以至於護理的專業屬性與形象始終難以擺脫同女性家事服務的糾纏，也因此使

得護理亟力想通過科學的洗禮以追求專業化（Brodie, 1994: 559）。

在西方傳統裏，源自宗教性神聖使命的護理，通過科學洗禮走向專業，乃是一種世俗化的過程。弔詭的是，世俗化的結果，一方面讓護理得以納入現代醫療科技的體制與系統中，一方面卻受到這些體制中的男性優位和強勢父權所宰制（Bullough & Bullough, 1984: 5-7）。這種情況必須等到女性主義關懷倫理學的啓蒙與實踐始獲得改善，是爲世俗解放。

護理的世俗解放在學術上擴充了科學的界域，在實務上打破了執業的藩籬。較有人味的護理科學（nursing science），以及離開醫院獨當一面的社區護理中心（community nursing center; CNC），即是推陳出新的成果（Lundeen, 1994: 382-383）。兼有護士和醫師身分的Cicely Saunders，於一九六七年在英國首創的現代化安寧院（hospice），其後蔚爲一種運動，也有擺脫體制化官僚系統，尋求解放的用意（Kalish, 1985: 293-296）。

安寧療護運動反映出人文主義與人道主義的理想，對護理專業的生命教育是極佳的題材。靈性照護則是另外一例。倘若再延伸至老年學，並通過女性主義關懷倫理學觀點的洗鍊，納入高齡及性別關懷，將使得護理的意義更添豐富，足以在現今社會重新體現源遠流長的神聖使命。這樣的努力，可同時促成護理人員和廣大病患充分受惠，產生精神解脫的效果。

筆者相信，把女性主義關懷倫理學的精神融入護理專業，足以爲其帶來世俗解放。而針對解放後的護理專業

不斷推廣生死教育取向的生命教育，足以令其更上層樓達
於精神解脫的境界。本論文即是在理念層次對此所作的努
力。

參考文獻

Alcoff, L., & Potter, E. (1993). Introduction: When feminisms intersect epistemology. In L. Alcoff & E. Potter (Eds.), *Feminist epistemologies* (pp. 1-14). New York: Routledge.

Alexander, R. (1990). Concepts of thanatology in the nursing curriculum. In F. E. Selder, V. W. Barrett, M. M. Rawnsley, A. H. Kutscher, C. A. Lambert, M. Fishman, & M. Kachoyeanos (Eds.), *Nursing education in thanatology: A curriculum continuum* (pp. 7-11). New York: Haworth.

Allen, D. G., Allman, K. K. M., & Powers, P. (1991). Feminist nursing research without gender. *Advances in Nursing Science, 13*(3), 49-58.

Babcock, P. (1990). Death education changes coping to confidence. In F. E. Selder, V. W. Barrett, M. M. Rawnsley, A. H. Kutscher, C. A. Lambert, M. Fishman, & M. Kachoyeanos (Eds.), *Nursing education in thanatology: A curriculum continuum* (pp. 35-44). New York: Haworth.

Brock, D. W. (1993). *Life and death: Philosophical essays in biomedical ethics.* Cambridge: Cambridge University Press.

Brodie, B. (1994). Nursing's quest for professionalism. In J. C. McCloskey & H. K. Grace (Eds.), *Current issues in nursing* (4th ed.) (pp. 559-565). St. Louis: Mosby.

Bullough, V. L., & Bullough, B. (1984). *History, trends, and politics of nursing.* Norwalk, Connecticut: Appleton-Century-Crofts.

Carper, B. A. (1992). Philosophical inquiry in nursing: An application. In J. F. Kikuchi & H. Simmons (Eds.), *Philosophic inquiry in nursing* (pp. 71-80). Newbury Park, California: Sage.

Cusveller, B. S. (1995). A view from somewhere: The presence and function of religious commitment in nursing practice. *Journal of*

Advanced Nursing, 22, 973-978.

Dickson, G. L. (1993). The unintended consequences of a male professional ideology for the development of nursing education. *Advances in Nursing Science, 15*(3), 67-83.

Fawcett, J. (1989). *Analysis and evaluation of conceptual models of nursing* (2nd ed.). Philadelphia: F. A. Davis.

Garling, J. (1985). Flexner and Goldmark: Why the difference in impact? *Nursing Outlook*, 33(1), 26-31.

Ginn, J., & Arber, S. (1995). 'Only connect': Gender relations and ageing. In S. Arber & J. Ginn (Eds.), *Connecting gender and ageing: A sociological approach* (pp. 1-14). Buckingham: Open University Press.

Griffin, G. J., & Griffin, J. K. (1969). *Jensen's history and trends of professional nursing* (6th ed.). St. Louis: C. V. Mosby.

Hagell, E. I. (1989). Nursing knowledge: women's knowledge. A sociological perspective. *Journal of Advanced Nursing, 14*, 226-233.

Hall, J. M., & Stevens, P. E. (1991). Rigor in feminist research. *Advances in Nursing Science, 13*(3), 16-29.

Harding, S. (1987). Introduction: Is there a feminist method? In S. Harding (Ed.), *Feminism and methodology: Social science issues* (pp. 1-14). Bloomington: Indiana University Press.

Harding, S. (1991). *Whose science? Whose knowledge? : Thinking from women's lives*. Milton Keynes: Open University Press.

Hughes, L. (1990). Professionalizing domesticity: A synthesis of selected nursing historiography. *Advances in Nursing Science*, *12*(4), 25-31.

Kalish, R. A. (1985). *Death, grief, and caring relationships* (2nd ed.). Monterey, California: Brooks / Cole.

Kelly, L. Y., & Joel, L. A. (1995). *Dimensions of professional nursing* (7th ed.). New York: McGraw-Hill.

Klakovich, M. D. (1994). Connective leadership for the 21st century: A historical perspective and future directions. *Advances in Nursing*

Science, 16(4), 42-54.

Kuhn, T. S. (1970). *The Structure of scientific revolution* (2nd ed.).Chicago: The University of Chicago Press.

Lo, B. (1988). Quality of life judgments in the care of the elderly. In J. F. Monagle & D. C. Thomasma (Eds.), *Medical ethics: A guide for health professionals* (pp. 140-147). Rockville, Maryland: Aspen.

Lundeen, S. P. (1994). Community nursing centers: Implications for health care reform. In J. C. McCloskey & H. K. Grace (Eds.), *Current issues in nursing* (4th ed.) (pp. 382-387). St. Louis: Mosby.

MacPherson, K. I. (1983). Feminist methods: A new paradigm for nursing research. *Advances in Nursing Science, 5*(2), 17-25.

Magg, C. (1987). Nursing history: Contemporary practice and contemporary concerns. In C. Maggs (Ed.), *Nursing history: The state of the art* (pp. 1-8). London: Croom Helm.

McEvoy, M. D. (1990). The near-death experience: Implications for nursing education. In F. E. Selder, V. W. Barrett, M. M. Rawnsley, A. H. Kutscher, C. A. Lambert, M. Fishman, & M. Kachoyeanos (Eds.), *Nursing education in thanatology: A curriculum continuum* (pp. 51-55). New York: Haworth.

Meleis, A. I. (1991). *Theoretical nursing: Development and progress* (2nd ed.). Philadelphia: J. B. Lippincott.

Menke, E. M. (1990). Rhetoric and reality in the development of nursing knowledge. In N. L. Chaska (Ed.), *The nursing profession: Turning points* (pp. 205-213). St. Louis: C. V. Mosby.

Monod, J. (1977). *Chance and necessity: An essay on the natural philosophy of modern biology.* Glasgow: Collins / Fount.

Munhall, P. L. (1993). 'Unknowing': Toward another pattern of knowing in nursing. *Nursing Outlook, 41*(3), 125-128.

Parse, R. R. (1987). Paradigms and theories. In R. R. Parse (Ed.), *Nursing science: Major paradigms, theories, and critiques* (pp. 1-11). Philadelphia: W. B. Saunders.

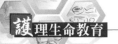

護理生命教育 關懷取向

Peplau, H. E. (1987). Nursing science: A historical perspective. In R. R. Parse (Ed.), *Nursing science: Major paradigms, theories, and critiques* (pp. 13-29). Philadelphia: W. B. Saunders.

Playle, J. F. (1995). Humanism and positivism in nursing: Contradictions and conflicts. *Journal of Advanced Nursing, 22*, 979-984.

Richards, L., & Richards, T. (1993). The transformation of qualitative method: Computational paradigms and research processes. In N. G. Fielding & R. M. Lee (Eds.), *Using computers in qualitative research* (pp. 38-53). London: Sage.

Rose, H., & Bruce, E. (1995). Mutual care but differential esteem: Caring between older couples. In S. Arber & J. Ginn (Eds.), *Connecting gender and ageing: A sociological approach* (pp. 114-128). Buckingham: Open University Press.

Ross, L. A. (1994). Spiritual aspects of nursing. *Journal of Advanced Nursing, 19*, 439-447.

Selder, F. E. (1990). Considerations in teaching thanatology. In F. E. Selder, V. W. Barrett, M. M. Rawnsley, A. H. Kutscher, C. A. Lambert, M. Fishman, & M. Kachoyeanos (Eds.), *Nursing education in thanatology: A curriculum continuum* (pp. 1-5). New York: Haworth.

Sigsworth, J. (1995). Feminist research: Its relevance to nursing. *Journal of Advanced Nursing, 22*, 896-899.

Tamm, M. E. (1993). Models of health and disease. *British Journal of Medical Psychology, 66*, 213-228.

Uys, L. R., & Smit, J. H. (1994). Writing a philosophy of nursing. *Journal of Advanced Nursing, 20*, 239-244.

Wass, H., & Neimeyer, R. A. (1995). Closing reflections. In H. Wass & R. A. Neimeyer (Eds.), *Dying: Facing the facts* (3rd ed.) (pp. 435-446). Washington, D. C.: Taylor & Francis.

Watson. J. (1990). Caring knowledge and informed moral passion. *Advances in Nursing Science, 13*(1), 15-24.

White, J. (1995). Pattern of knowing: Review, critique, and update. *Advances in Nursing Science, 17*(4), 73-86.

Widerquist, J., & Davidhizar, R. (1994). The ministry of nursing. *Journal of Advanced Nursing, 19*, 647-652.

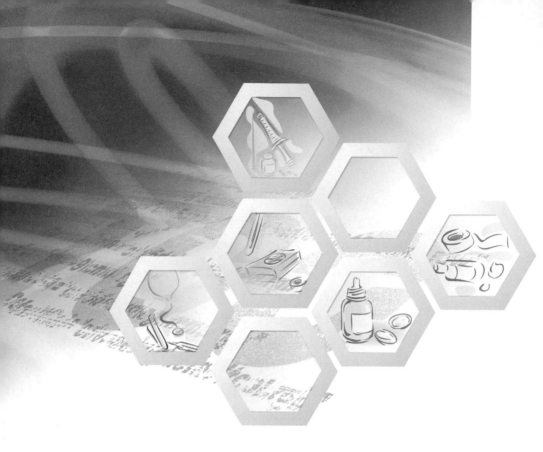

第二章
當代護理的生命關懷
與心靈治療

壹、引言

　　本篇係筆者站在應用哲學與關懷倫理學立場的一次努力，嘗試與護理界進行知性對話。筆者通過文獻分析，對護理科學和護理專業做出回顧與前瞻，從而肯定當代護理從事生命關懷與心靈治療的可能。

　　在對護理的回顧與前瞻方面，筆者首先從南丁格爾創立現代護理談起，次及女性主義的反思，用以考察護理專業的可能性與限度。落在當前的後現代脈絡中，則強調注重文化差異下的專業服務和倫理實踐。

　　在探討當代護理的生命關懷方面，筆者從關懷倫理學出發，次第釐清健康照護、護理照護和專業照護的內涵，從而主張女性主義與人文主義可作為護理專業推展生命關懷的理論基礎。

　　在探討當代護理的心靈治療方面，筆者自護理界「身／心／靈」一體三面向人性觀之中，勾勒出性靈體現和靈性照護的真諦，並舉出臨終關懷作為心靈治療的典型，這也是彰顯人文關懷的最佳場域。

貳、當代護理的回顧

一、歷史緣起：現代護理的肇始

　　一個人對另外一個人的護理（nursing）緣於母親對子女的養育（nourishing），這使得世人常把護理跟女性聯想在一道。但是從西方護理發展史來看，古早時期照顧生病家人雖多為女性，但是照料傷患的護士則為男性，尤其在戰場上更是如此（Bullough & Bullough, 1984: 7）。把護理工作女性化（feminize）的是南丁格爾，她經常說：「每個女人都是一名護士」（Achterberg, 1991: 158）。

　　現代護理肇始於一八六○年六月，有十五名女生註冊就讀於南丁格爾創辦的聖多瑪斯醫院附設護士訓練學校，接受為期一年的正規教育（Bullough & Bullough, 1984: 51）。在這之前，護理人員的養成教育只是在醫院裏邊做邊學（Achterberg, 1991: 160），包括南丁格爾自己於三十一歲時離家赴德國在一所百床規模的醫院中學習了三個月（Welch, 1991: 70）。

　　由於南丁格爾個人的宗教信仰和人格特質使然，她不但認為護士必須由女性擔任，更強調護理不應當成為一門世俗專業（profession），而應該是一項神聖使命（calling）（Achterberg, 1991: 161）。這種定位事實上其來有

自。

　　駐有醫師和護士的醫院早在羅馬帝國時代即已存在，當時是爲了軍事用途照護傷患。到了中世紀早期，由於基督教會發心關懷窮人和病人，影響所及，醫院中的護士也被賦予了宗教信諾（religious commitment），護理遂成爲一種特殊召喚或神聖使命（Bullough & Bullough, 1984: 3）。現代護理雖然走向世俗化，其深遠的宗教情操卻不容忽視，這也正是醫療與護理專業分工的基礎。

二、醫護關係：女性主義的反思

　　醫療與護理既已形成專業分工，理想的醫護關係應當是相輔相成、互利共榮的，但是在科層（hierarchy）節制的衛生保健救助系統（health care delivery system）中，醫師和護士卻不能平起平坐。醫師一方面不希望護士懂得太多，一方面又想從護士的作爲中獲益。爲了達成這類目的，絕大多數爲男性的醫療專業便盡可能讓絕大多數爲女性的護理專業趨於陰性（feminine），據此產生的刻板印象則令形象不符的女性醫師和男性護士角色顯得尷尬（Pringle, 1998: 189）。

　　護理行業以女性爲主自有其歷史因緣，它可以是一種榮耀，但不應被視爲宿命。曾獲諾貝爾和平獎提名的護理學家Boulding（1991: 22）指出，教養（nurturance）作爲母性天職如今應具備自律與自重（autonomous and self-respecting）。同樣的期許用於護理，乃是對陰性的性質和

價值重新省視，省視的目光（lens）則為女性主義（Neil & Watts, 1991: 3-4）。

　　針對護士角色和醫護關係所作的女性主義省思與挑戰，並非所有護理人員所樂見。許多護士寧取保守立場（conservatist）而不願改善現狀（interventionist），使醫護之間的宰制─從屬關係（dominant-subordinate relationship）難以撼動（Mackay, 1993: 200）。問題是這種上下關係對護理成為一門專業會有不利影響，恐亦非護理人員所樂見。護理要成為一門專業，必須符合智性特質（intellectual characteristics）、實務成分、社會服務和自律等要求，其中智性特質又包括知識內容、專門教育、批判與創意思考等條件（Leddy & Pepper, 1989: 4-9）。

三、教育訓練：職業能力的養成

　　護理專業人員所擁有的智性特質可以經由教育訓練和知識建構加以落實。在教育訓練方面，南丁格爾以後的護理學校大體上仍是由醫院附設以培養臨床護士。這類學校注重的是職業能力的養成，主要施以技能訓練，不講授高深學問。也正因為學問程度不夠高深，培訓出來的護士始終屬於醫院的廉價勞工。

　　要想更上層樓，只有上大學。南丁格爾護士訓練學校在一八七三年傳入美國，直到一九○九年才有大學設立不授學位的護理學程，至於授與學位的護理系到一九一六年始出現（Bullough & Bullough, 1984: 51-53）。

現代護理發展至今已有一百四十餘年，教育訓練雜揉了學校教育和醫院教育兩種模式，造成人才培育多樣分化的局面。在美國目前有四種研究所以下學歷的護理人員培訓管道。醫院培訓者取得文憑（diploma）、相當於二專的社區學院畢業者取得副學士學位（associate degree）、大學畢業者取得學士學位，這些類護生可成為註冊護士（registered nurses; RN）。此外實用護理教育學程則培訓有照執業護士（licensed practical nurse; LPN）（De Back, 1994: 153）。

多元分工下的專門化（specialization）所反映的，並非知識的發展，而是護理的功能。專門化之後的三種功能為：臨床護理、護理行政、護理教育（Snyder, 1990: 107）。

平心而論，護理專門化所帶來的功能彰顯，對護理從業人員素質的提升肯定有正面效果。但是專門化不等於專業化，專業的形成非得從學術研究方面扎根，一九五〇年代以後所開展的護理科學便是這方面努力的產物。

四、護理科學：專業基礎的奠定

護理科學並非一種標新立異的科學，而是一種向傳統科學靠攏的努力。根據護理理論家Peplau（1987: 14-22）的分析，相對於護理作為古老的女性職能，則其科學進展甚慢；但相對於十九世紀第一所現代護理學校的設立，則顯得進步快速。不過要清晰標幟一門「科學」的立足，專業學術期刊的出版可視為重要指標。對護理科學而言，一

九五二年創刊於美國的《護理研究》（*Nursing Research*）正是一個轉捩點（turning point）。

　　《護理研究》要求學者以科學方法從事研究和書寫論著，在這種要求下陸續產生不少科學性理論，使護理學逐漸躋身主流科學之中（Meleis, 1991: 33）。但是主流科學所執持的價值觀也並非一成不變的，過去半個世紀中，學界對科學的本質已經有較深刻的認識，科學哲學在這方面著力甚多，連護理學者也開始關心和肯定科學哲學（Polifroni & Welch, 1999: 1-11）。

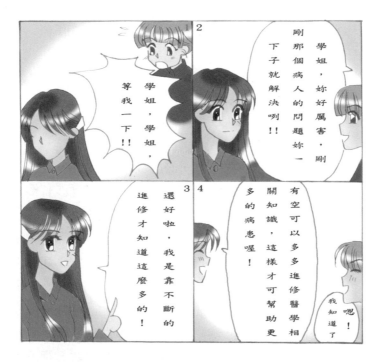

戴方帽的護理學者

　　護理科學的發展無疑對護理實務的改革和護理專業的提升有所貢獻，但由此所延伸出來的服務病患和造福社會的意義可說更為重要（Donaldson, 1995: 3）。畢竟護理是一門與人息息相關且著重實務的專業，不尚空談學問。它是理論家Watson（1985: 13-18）所推崇的「關懷／照護的科學」（science of caring）、「人文科學」（human science），具有生命關懷的理想和心靈治療的效果。以下筆者分別對於當代護理的生命關懷與心靈治療加以闡述。

參、專業照護：當代護理的生命關懷

一、關懷倫理：另類倫理的倡導

　　醫療與護理分屬兩種不同的服務病患專業，二者工作場域重疊，職務上雖然相輔相成，但醫護關係涉有權力宰制，衝突在所難免。不僅如此，連護理從業人員內部也因執持的理想不同而產生意見紛歧。有些護士打算追隨醫師多學些醫療技能，有些則堅持開創自己的天空為病人提供不一樣的服務，這種紛歧造成所謂治療與照護路線之爭（cure-care dichotomy）（Bullough & Bullough, 1984: 6）。

　　事實上，治療和照護在醫療與護理的專業活動中並非截然二分，最多只是著重面不同而已。然而許多護理學者不斷強調「關懷／照護」的重要，甚至把它當作護理的

中心理念，想必是受到另一場理念爭議的激勵，那便是正義倫理學（ethic of justice）與關懷倫理學路線之爭。這番爭議起於哈佛大學女性教育學者Carol Gilligan 發現她的男性老師 Lawrence Kohlberg 所從事的道德推理研究帶有性別偏見，乃著書倡導另類倫理，即屬於陰性道德（feminine morality）的關懷倫理學（Larrabee, 1993: 3-5）。

關懷倫理學的廣泛提倡為護理界帶來莫大鼓舞，尤其是護理倫理學。護理倫理學過去一直框限在醫學倫理學的窠臼中，如今有了自己專屬的課題，自當用心探討有關護理本質的哲學概念（Davis & Aroskar, 1991: 24）。不過關懷倫理學雖然可歸為倫理的陰性途徑（feminine approach）（Hanford, 1994: 182-183），卻仍有其歷史根源，特別是基督宗教倫理（Bandman & Bandman, 1995: 13-15）。我們不應忽略基督宗教精神正是現代護理形成的動力，也是當代護理從事生命關懷與心靈治療的支柱。

二、健康照護：緩解病痛的努力

護理學者自八〇年代以降即不斷談論「關懷／照護」，有人更用心地把 "caring" 翻譯成漢字「關心」，但是它其實是多元的觀點（multiple perspectives），見人見智（Brechin, 1998: 4-7）。「關懷／照護」的概念讓人們莫衷一是，引起生命倫理學家關切，努力想對此釐清，並將其放在倫理理論中加以考量。他們想做的是安頓「健康照護」（health care），避免讓它去人性化（dehumanization）（Veatch, 1998: 210-213）。

健康照護落實在體制中即成為衛生保健工作，顧名思義乃是為照護人們的健康，但是許多良法美意一旦落入體制便可能遷就現實而忽略對人的關懷，醫療費用的高昂和資源配置的不均即是例證。當然從衛生保健系統的演進過程來看，當前的條件與服務的確比過去改善許多，但這並不完全是醫藥衛生人員的功勞，整個社會狀況變遷的影響其實更大（Kirby & Kennedy, 1999: 3-4）。

社會發展至今已邁入後現代，社會主義意識形態（ideology）早已不敵自由主義市場經濟，健康照護商品化也成為難擋的趨勢。但是健康照護不比其他商品完全以價格來衡量其價值，它應該像辦教育一樣注重公平機會（Benjamin & Curtis, 1992: 192-193）。在這種人道關懷下，健康照護可說是一種使人緩解病痛的努力，它著眼的是整體的人（person），而非二分的身體與心靈（Cassell, 1988: 39-51）。已有護理學者對此提出一套注重身心兩全、屬於人文科學、有關人的「關懷／照護」的護理理論（Watson, 1985: 13-23）。

三、護理照護：陰性價值的肯定

護理原本即有「關懷／照護」的意義，近年不少學者又以「關懷／照護」作為護理的核心概念，用以凸顯其與醫療的不同。McFarlane（1988: 14-19）自古希臘寓言中歸納出一種關懷典範（a paradigm for caring），內含四項元素：需要、動機、行動、結果，其中行動一項即指護理照護（nursing care）。在護理界這稱之為護理過程，包

括評估、診斷、規劃、執行、評價等五個階段。

　　護理照護不必然要與醫療活動為主的衛生保健相對，但是護理也的確可以走出一條與其他行業不同的道路來。從生命關懷與心靈治療方面看，Kitson（1988: 31）的看法值得參考。她認為既然醫療的主要目標是使患者「病情好轉」（getting better），護理照顧的目標不妨放在使患者「心情好轉」（feeling better）上。不過相形於病情好轉，心情好轉的主觀成分較強，必須有較親密的護病關係使得為功。時下護理人員的僱傭身分和階層類型對此並不利，有待理想人士為之打拼（Fry, 1988: 48）。

　　在南丁格爾的影響下，護理跟女人屬性（woman-hood）淵源深厚。由於過去一個半世紀護理的優異表現，使其成為陰性價值的最佳體現。但護理職能長期處於從屬地位，又讓這種陰性價值無形中被矮化。如果當代護理有心在衛生保健專業中保有自身風格並卓然出眾，則應接受女性主義啟蒙，朝向自律式利他主義（altruism with autonomy）改善（Reverby, 1987: 10）。自律反應專業自主，利他則是把病人的生老病死永遠放在心上並見機行事（Brown, Kitson, & Mcknight, 1992: 204），沒有什麼比這些更基本的考量了。

四、專業照護：人本關懷的落實

　　護理除了體現陰性價值外，更重要的是落實專業照護（professional caring）。如果護理不足成為一門專業，有關護理的「關懷／照護」論述便失去大半意義了。護理

在照護面受到女性主義啓蒙，在專業面則受到人文主義激勵，專業照護可說是人文關懷的落實。Woodward（1997: 999-1003）指出專業照護含有工具性（instrumental）和表現性（expressive）兩種因素，它們對完成照護工作同等重要。

然而專業照護也有其局限。因爲照護工作原本爲家人間關愛的自然流露，可說是無價之寶。一旦專業化之後便形成少數人的專家本事（expertise），得以待價而沽。專業照護難免流爲照護管理（managed care），即是在財務考量下對特定對象所提供有計劃的健康照護措施（Curtin, 1996a: 18）。如此一來，照護的人文或人本精神就在有條件服務的前提下大打折扣了。

理想跟現實有所差距，倫理問題乃自其中產生（Curtin, 1996b: 53）。究竟強調「關懷／照護」是提供給護理一個知識典範，還是使其陷入倫理道德陷阱中，值得有識者深思（Pinch, 1996: 84-87）。

從專業照護的角度看，照護活動專業化之後納入管理並無可厚非，只要以人爲本，避免捨本逐末即可。Johnston和Cooper（1997: 1-6）提出一種以病人爲中心的照護管理哲學，Doerge和Hagenow（1996: 42-48）也通過一套整合觀點表示了類似的看法，即在管理的運作下對病人「身、心、靈」三方面進行照護。

肆、靈性照護：當代護理的心靈治療

一、人性啟蒙：人本精神的開展

　　護理界相當肯定並強調人是「身／心／靈」一體三面向的存有（being），人性自其中反映滋生。這種整體論（holism）觀點與醫療界承繼自笛卡兒將身、心判為兩橛的二元論（dualism）觀點大異其趣。整體論所凸顯的人文主義和人本精神不只用於對待病患，更可以反身而誠培養自我實現的人本護士（self-actualized humanistic nurse）（King & Gerwig, 1981: 20）。一旦護理人員由此產生自尊，她們便可能以同理心去關照病患，讓患者得到更合宜的待遇。

　　當代護理在形成為一門專業時，科學與技藝（art）兩部分都不可偏廢。而從學科發展策略看，護理側重技藝，也就是彰顯人際互動、照護、養育等方面，較易使其獨樹一幟。但這種用心卻會跟護理朝向科學化的努力相衝突，尤其是在教育活動和教學內容上，Playle（1995: 979-983）稱之為人文主義和實證主義的對立。

　　要想消弭這種對立與衝突，需要在護理科學中進行典範轉移（paradigm shift），也就是在護理研究中納入更多人性，包括較人性的研究方法和關心人的研究課題。這

般人性啓蒙（rehumanize）可說是在科技掛帥時代中人文
精神的開展，理想的作法爲將「科技與人文對話」引入教
學活動內。

在護理教育中落實科技與人文對話，要從課程設計
做起。Watson（1989: 38）指出，大前提是人性解放，以
擺脫傳統課程背後那種受到醫學二元論影響控制人心的意
理或意識形態。當人性獲得解放，性靈（Soul）方得充分
體現，靈性（spirituality）始能發揚光大。

二、性靈體現：護理實踐的焦點

專業分工下的護理主要活動場域在醫院，護理人員
於此面臨三種職場中的人際關係：醫護關係、護病關係、
護護關係，這三種關係都牽涉到意理的實踐，亦即在專業
的信念系統指引下實際作爲的問題。由於醫師和護士對病
人的服務性質不盡相同，因此他們可能用不同眼光看待病
人。醫師眼中病人重要的部分也許是身體上的病灶，護士
眼中的病人不管其有無意識都該當是一個性靈的體現
（embodied soul）（Picard, 1997: 46）。

性靈體現作爲護理實踐的焦點，強調每一個病患都
是有靈的個體，此處所指性靈即爲靈魂或心靈。古希臘把
靈魂和精神（spirit）作出分判，分別賦予陰柔和陽剛的
意義（Picard, 1997: 43）。當代護理論身心靈一體三面
向，雖不再用陰陽比喻，卻強化了精神性或靈性的宗教意
涵，這正符應了現代護理的宗教緣起。

當年南丁格爾創立現代護理時，就已經融入基督宗

教的神聖使命。如今護理活動遍及全球，不必然追隨特定宗教傳統，但是護理的聖潔任務（ministry）卻不必因此折損（Widerquist & Davidhizar, 1994: 651）。

一旦護理實踐將其焦點放在人的性靈或心靈層面，則靈性照護也就有所著力，其心靈治療的效果自然出現。Ross（1994: 439-446）歸結出人的三項靈性需求：生命的意義、生存的希望、信仰的對象。在衛生保健活動中納入這些靈性需求，將會對人的健康、安適（well-being）和生活品質（quality of life）的改善產生積極影響。

三、靈性照護：生命意義的圓滿

護理人員從事靈性照護，是相應於患者的靈性取向、靈性論點、靈性需求、靈性痛苦與靈性安適等方面而發，可以通過護理過程落實（Ross, 1994: 441-442）。滿足患者的靈性需求乃是提供整體護理照顧最基本的部分，而非額外選項服務（Dyson, Cobb & Forman, 1997: 1183）。靈性的關鍵因素包括自我、他人和信仰對象。既然人是無逃於天地之間的有限存有，就應該妥善處理自己與天人地三才的關係問題。就有病在身的人而言，靈性需求的滿足，讓患者覺得三才的和諧有所改善，多少對病情好轉有所影響。

Evans（1993: 69-77）分辨出身體治療、心理治療（psychotherapy）和靈性療養（spiritual healing）三類診療措施，任何一類治療都屬於特別的技藝。那是一種教養式的技藝（art of teaching an art），類似教導一個人演唱或作

曲，而病患所使用的學習材料就是自己。這便使得患者的
生活世界（lifeworld）成為醫療與護理關注的重心。然而
正如前面曾提到的醫療意理劃地自限，將病人的身心強加
割裂，我們似乎只好寄望護理能夠海闊天空了。

　　當代護理所倡導的靈性照護，其基礎不是科技知識
而是生活世界。護理的本質在複雜性（complexity）、互
為主體性（intersubjectivity）、意向性（intentionality）和
意義中逐漸形塑，由是產生相遇（encounter）、開放、意
義、親密（immediacy）、獨特（uniqueness）等特性
（Dahlberg & Drew, 1997: 303-312）。一旦護士和病人的生
活世界中充滿了這些特質，即可說是彼此生命意義的相互
增長，趨向圓滿。

四、臨終關懷：心靈治療的典型

　　生命的意義反映在生命的有限中，倘若生命綿綿無
絕期，則任何的意義與價值都可能被生命長河稀釋得無影
無蹤。護理照顧也好，靈性照護也好，看見病人痊癒出院
當然是功德圓滿。但是護送病人尊嚴去世，也許是護理特
有的榮耀。醫療的目的是治癒，一旦被宣告得了「不治」
之症，醫師便顯得無能為力，此時以護理為主的臨終關懷
（terminal care）、安寧療護（hospice care）及緩和醫療
（palliative care）就成為最佳選擇。

　　一位護理學者花了十年時間與愛滋病末期患者相
處，發表一系列研究成果，主題皆扣緊靈性與維繫希望
（maintaining hope）（Hall, 1997: 82-95）。是什麼力量讓絕

症病人在生命末期維持希望？他們所維持的又是何種希望？更重要的是護理在其中扮演什麼角色？Cusveller（1995: 973-978）認為護理為病人所帶來的是一種道德信諾（moral commitment），它也可以是宗教信諾，為使患者覺得病情有改善的希望。即使是絕症病人，也希望臨終前的痛苦能獲得緩解。正是讓絕症病人對「善終」懷抱希望，使臨終關懷成為當代護理從事心靈治療的典型。

　　「臨終關懷」是一個廣義的詞彙，包含制度面和非制度面的關懷。在制度面又有安寧療護及緩和醫療之別，Mann 和Welk（1997: 314-315）將二者清楚分判，指出後者主要是提供疼痛控制和症狀管理，服務對象為病人；前者除緩解疼痛外尚提供心理和靈性支持，服務對象是臨終者。伴送病人尊嚴去世，使護理的社會功能獨樹一幟，無以倫比。

伍、當代護理的前瞻

一、專業自主：照護活動的管理

　　走過了一百四十餘年的歷史發展，當代護理已從現代邁入後現代。「當代」在此指的是目前、當下，「現代」、「後現代」與其說是時間劃分，不如說是時代精神（ethos）意涵（Di Stefano, 1990: 63-64）。現代護理已公認為南丁格爾在一八六○年所創，由於她堅持在護理教育中

納入科學訓練，爲日後護理成爲具有科技背景的衛生保健專業奠定了良好基礎。

不過也正因爲護理屬於衛生保健專業之一，加上從業人員絕大多數爲女性，使其長期受到男性主導的醫療專業所宰制。這種情況在現今雖有改善卻不明顯。一般大型醫院人力資源有近半數爲護士，但她們多位於人力結構金字塔下方，影響決策機會不大。邁入二十一世紀後，護理如何確立專業自主性，是當代護理前瞻中的首要問題。

爲了促進護理自我認同和肯定其社會正當性，Taylor（1997:442-446）提出建構「新」護理學意理的重要性。新護理學所面臨的是後現代多元文化各有擅場的局面，如何於外在文化莫衷一是的情境中安頓內在自家文化，顯得益形迫切。Suominen等三人（1997: 186-189）針對護理文化進行反思，舉出三個考察焦點：儀式、性別、權力。當護理專業確認了自己的意理和文化，學科發展和組織管理始能順利推動。

既然護理已成爲專業，且需與其他衛生保健專業競爭有限資源，則護理管理勢在必行。一九九〇年代護理的主張爲患者爲主照護（patient-centered care），順此趨勢，本世紀該當走向聯繫式領導（connective leadership），護理管理者應主動聯繫結合各種資源以造福病患（Klakovich, 1994: 48-52）。

二、尊重差異：後現代性的彰顯

　　患者為主照護的前提是尊重個別差異，不過尊重差異的作法並非水到渠成，它其實牽涉一個相當複雜的社會機制。簡單地說，過去醫護人員對病患的態度從家長作風、不夠尊重轉變為一視同仁、普遍看重，代表著現代主義式的進步。但是唯有從普遍看重的基礎再出發，達到尊重個別差異的境地，才算是後現代主義的彰顯。

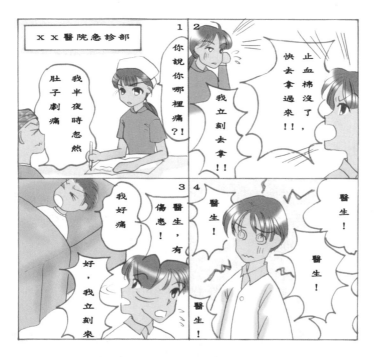

安寧病房中的護理人員

以醫學為例，定於一尊的醫療界開始注意到社會分化、地域差別、時空脈絡等因素，可說是拜馬克斯主義、女性主義和反種族主義者的共同努力，讓「差異性」得以顯示，成為人們關注的主題，從而合作以消弭人類三大偏見：階級主義、性別主義、種族主義（Mol & Berg, 1998: 2-3）。

在衛生保健工作中尊重患者的差異性必須先確定其基本權利是否已受到保障，換言之，同中存異之前先要能夠異中求同。根據Beauchamp（1991: 54-56）的歷史考察，個體自由人權的理念要到十八世紀以後始見萌芽，要求衛生保健的權利則是二十世紀初期的事。人人都有權受到健康照顧即是異中求同，在此基礎上講究同中存異才有意義。

護理照顧講究同中存異可以針對不同族群的服務開展，像對女人、老人、少數民族、殘障人士等，並且落實在社區中。社區照顧的脈絡性較強，護病接觸也較頻繁。分門別類、尊重差異地照顧病患，不但使患者領受到服務品質，也讓護理人員擁有更高的成就感（Llewelyn & Trent, 1987: 175-177）。這或許是有許多護士自醫院轉而投身於社區的原因吧。

三、文化調合：跨越世紀的挑戰

後現代社會的多元開放氛圍有助於不同群體、不同族群與不同族裔的人們互相對話、增進瞭解。但是後現代主義中所隱藏的文化相對主義傾向，有使人陷入虛無主義

的危機。Baker（1997: 3-11）檢視了後現代主義、女性主義與文化相對主義的交集，將之用於護理實務中，舉出法國女性主義者反對西非移民對年輕女子進行外陰割除儀式的例證，引領護理人員反思如何從文化相對主義走向文化敏覺（cultural sensitivity）和文化適性（cultural competence）。她所推薦的跨文化交流和社會互動因應之道是詮釋哲學（hermeneutic philosophy），這種哲理足以正視後現代社會中的文化相對性，同時避免陷入過度的虛無主義與不及的我族中心主義（ethnocentricism）。

　　的確，現代護理自南丁格爾肇始之初就成為一種跨國界、跨文化的活動，如今後現代護理又面臨著跨世紀的挑戰，那便是文化調合的照護（culturally congruent care）。文化調合的照護需要把握上述文化敏覺和文化適性，這些考量已成為後現代護理倫理的基礎（Eliason, 1993: 225-228）。倫理道德是用於自我安頓和人際往還，倘若一個護理人員和其服務對象因為文化差異而連行為對錯的共識都無法建立，這份護理照顧的功能和品質又如何考量？

　　千禧年已過，護理界期望二十一世紀屬於「國際世紀」（international century），以推行國際護理和促進國際健康來消弭國界壁壘（Andrews, 1999: 507-508）。此一理想的落實必須從護理教育著手，而未來的護理教育有待一次護理哲理（nursing philosophy）的正本清源。

四、回歸本源：擇善固執的關懷

回到最根本的問題上來，要談當代護理的生命關懷與心靈治療，得問這樣的論述有何意義？筆者的努力乃是正本清源。護理界樂於探討護理哲理，將之用在課程設計上，以作為護理教育的指導綱領。一九九〇年代以後，護理學者嘗試從護理哲理思考中再向前走一步，以期發展一套護理學哲學（philosophy of nursing）（Kikuchi & Simmons, 1992: 1-4; 1994: 1-5）。護理哲理係護理學者對本身護理觀點的反省，護理學哲學則是對整個護理學作為一門科學和專業學科的反省。前者較局部，後者則屬全面觀照。依此分判，本論文可視為一種護理學哲學的嘗試。

護理工作不能完全自外於衛生保健團隊，與之密切相關的兩種人即是醫師和病人。從醫病關係、護病關係和醫護關係的檢討中，無論是醫師、病人還是護士自己，大多肯定護理的中心價值還是在照顧。此一價值與醫師的治療和病人的康復（coping）形成一整套價值系統，促使醫師、護士、病人協力合作（Bishop & Scudder, 1985: 1-7）。

陸、結　語

護理人員擇善固執地對病患表達生命關懷、提供心靈治療，即是護理的自我實現。護理是一門擁有科學技術

背景和陰性人本特質的助人專業，在新世紀中如何有效地挺立、開展，有待護理學者專家深思熟慮，而後身體力行。筆者這篇論文則是站在應用哲學與關懷倫理學的立場與護理界對話，希望有助於其他領域人士瞭解護理，同時促進護理欣欣向榮。

參考文獻

Achterberg, J. (1991). *Woman as healer*. Boston: Shambhala.

Andrews, M. M. (1999). International nursing and health. In M. M. Andrews & J. S. Boyle (Eds.), *Transcultural concepts in nursing care* (3rd ed.) (pp. 507-537). Philadelphia: Lippincott.

Baker, C. (1997). Cultural relativism and cultural diversity: Implications for nursing practice. *Advances in Nursing Science, 20*(1), 3-11.

Bandman, E. L., & Bandman, B. (1995). *Nursing ethics: Through the life span* (3rd ed.). Norwalk, Connecticut: Appleton & Lange.

Beauchamp, T. L. (1991). The right to health care in a capitalistic democracy. In T. J. Bole III & W. B. Bondeson (Eds.), *Rights to health care* (pp. 53-81). Dordrecht: Kluwer.

Benjamin, M., & Curtis, J. (1992). *Ethics in nursing* (3rd ed.). New York: Oxford University Press.

Bishop, A. H., & Scudder, J. R., Jr. (1985). Introduction. In A. H. Bishop & J.R. Scudder, Jr. (Eds.),*Caring, curing,, coping: Nurse, Physician, patient relationships* (pp. 1-7). University, Alabama: The University of Alabama press.

Boulding, E. (1991). How women are reshaping community, locally and globally. In R. M. Neil & R. Watts (Eds.), *Caring and nursing: Explorations in feminist perspectives* (pp. 9-23). New York: National League for Nursing.

Brechin, A. (1998). Introduction. In A. Brechin, J. Walmsley, J. Katz, & S. Peace (Eds.), *Care matters: Concepts, practice and research in health and social care* (pp. 1-12). London: Sage.

Brown, J. M., Kitson, A. L., & Mcknight, T. J. (1992). *Challenges in caring: Explorations in nursing and ethics*. London: Chapman & Hall.

Bullough, V. L., & Bullough, B. (1984). *History, trends, and politics of nursing*. Norwalk, Connecticut: Appleton-Century-Crofts.

Cassell, E. J. (1988). The nature of suffering and the goals of medicine. In G. P. Turner & J. Mapa (Eds.), *Humanistic health care: Issues for caregivers* (pp. 39-51). Ann Arbor, Michigan: Health Administration Press.

Curtin, L. L. (1996a). The ethics of managed care－Part 1: Proposing a new ethos? *Nursing Management, 27*(8), 18-19.

Curtin, L. L. (1996b). The ethics of managed care－Part 2: Diagnosis: The world as it is... *Nursing Management, 27*(9), 53-55.

Cusveller, B. S. (1995). A view from somewhere: The presence and function of religious commitment in nursing practice. *Journal of Advanced Nursing, 22*(5), 973-978.

Dahlberg, K., & Drew, N. (1997). A lifeworld paradigm for nursing research. *Journal of Holistic Nursing, 15*(3), 303-317.

Davis, A. J., & Aroskar, M. A. (1991). *Ethical dilemmas and nursing practice* (3nd ed.). Norwalk, Connecticut: Appleton & Lange.

De Back, V. M. (1994). Diversity in nursing education: Does it help or hinder the profession? In J. C. McCloskey & H. K. Grace (Eds.), *Current issues in nursing* (4th ed.) (pp. 153-157). St. Louis: Mosby.

Di Stefano, C. (1990). Dilemmas of difference: Feminism, modernity, and postmodernism. In L. J. Nicholson (Ed.), *Feminism / Postmodernism* (pp. 63-82). New York: Routledge.

Doerge, J. B., & Hagenow, N. R. (1996). Integrating care delivery. *Nursing Administration Quarterly, 20*(2), 42-48.

Donaldson, S.K. (1995). Introduction: Nursing science for nursing practice. In A. Omery, C. E. Kasper, & G. G.page (Eds.), *In search of nursing science* (pp. 3-12). Thousand Oaks, California: Sage.

Dyson, J., Cobb, M., & Forman, D. (1997). The meaning of spirituality: A literature review. *Journal of Advanced Nursing, 26*(6), 1183-1188.

Eliason, M. J. (1993). Ethics and transcultural nursing care. *Nursing Outlook, 41*(5), 225-228.

Evans, D. (1993). *Spirituality and human nature*. Albany: State University of New York Press.

Fry, S. T. (1988). The ethic of caring: Can it survive in nursing? *Nursing Outlook, 36*(1), 48.

Hall, B. A. (1997). Spirituality in terminal illness: An alternative view of theory. *Journal of Holistic Nursing, 15*(1), 82-96.

Hanford, L. (1994). Nursing and the concept of care: An appraisal of Noddings' theory. In G. Hunt (Ed.), *Ethical issues in nursing* (pp. 181-197). London: Routledge.

Johnston, C. L., & Cooper, P. K. (1997). Patient-focused care: What is it? *Holistic Nursing Practice, 11*(3), 1-7.

Kikuchi, J. F., & Simmons, H. (1992). Prologue: An invitation to philoso-phize. In J. F. Kikuchi & H. Simmons (Eds.), *Philosophic inquiry in nursing* (pp. 1-4). Newbury Park, California: Sage.

Kikuchi, J. F., & Simmons, H. (1994). Prologue: Clarifying the nature and place of a philosophy of nursing. In J. F. Kikuchi & H. Simmons (Eds.), *Developing a philosophy of nursing* (pp. 1-5). Thousand Oaks, California: Sage.

King, V. G., & Gerwig, N. A. (1981). *Humanizing nursing education: A confluent approach through group process*. Wakefield, Massachusetts: Nursing Resources.

Kirby, E. G., & Kennedy, S. D. (1999). The evolution of health care deliv-ery systems. In J. Lancaster (Ed.), *Nursing issues in leading and man-aging change* (pp. 3-24). St. Louis: Mosby.

Kitson, A. (1988). On the concept of nursing care. In G. Fairbairn & S. Fairbairn (Eds.), *Ethical issues in caring* (pp. 21-31). Hants, England: Avebury.

Klakovich, M. D. (1994). Connective leadership for the 21st century: A historical perspective and future directions. *Advances in Nursing Science, 16*(4), 42-54.

Larrabee, M. J. (1993). Gender and moral development: A challenge for feminist theory. In M. J. Larrabee (Ed.), *An ethic of care: Feminist and interdisciplinary perspectives* (pp. 3-16). New York: Routledge.

Leddy, S., & Pepper, J. M. (1989). *Conceptual bases of professional nursing* (3rd ed.). Philadelphia: J. B. Lippincott.

Llewelyn, S. P., & Trent, D. R. (1987). *Nursing in the community*. London: Methuen.

Mackay, L. (1993). *Conflicts in care: Medicine and nursing*. London: Chapman & Hall.

Mann, S. M., & Welk, T. A. (1997). Hospice and / or palliative care? *The American Journal of Hospice & Palliative Care, 14*(6), 314-315.

McFarlane, J. (1988). Nursing: A paradigm of caring. In G. Fairbairn & S. Fairbairn (Eds.), *Ethical issues in caring* (pp. 10-20). Hants, England: Avebury.

Meleis, A. I. (1991). *Theoretical nursing: Development and progress* (2nd ed.). Philadelphia: J. B. Lippincott.

Mol, A., & Berg, M. (1998). Differences in medicine: An introduction. In M. Berg & A. Mol (Eds.), *Differences in medicine: Unraveling practices, techniques, and bodies* (pp. 1-12). Durham, North Carolina: Duke University Press.

Neil, R. M., & Watts, R. (1991). Introduction. In R. M. Neil & R. Watts (Eds.), *Caring and nursing: Explorations in feminist perspectives* (pp. 1-4). New York: National League for Nursing.

Peplau, H. E. (1987). Nursing science: A historical perspective. In R. R. Parse (Ed.), *Nursing science: Major paradigms, theories, and critiques* (pp. 13-29). Philadelphia: W. B. Saunders.

Picard, C. (1997). Embodied soul: The focus for nursing praxis. *Journal of Holistic Nursing, 15*(1), 41-53.

Pinch, W. J. (1996). Is caring a moral trap? *Nursing Outlook, 44*(2), 84-88.

Playle, J. F. (1995). Humanism and postivism in nursing: Contradictions and conflicts. *Journal of Advanced Nursing, 22*(5), 979-984.

Polifroni, E. C., & Welch, M. (1999). Nursing and philosophy of science: Connections and disconnections. In E. C. Polifroni & M. Welch (Eds.), *Perspectives on philosophy of science in nursing: An historical and contemporary anthology* (pp. 1-11). Philadelphia: Lippincott.

Pringle, R. (1998). *Sex and medicine: Gender, power and authority in the medical profession.* Cambridge: Cambridge University Press.

Reverby, S. (1987). A caring dilemma: Womanhood and nursing in historical perspective. *Nursing Research, 36*(1), 5-11.

Ross, L. A. (1994). Spiritual aspects of nursing. *Journal of Advanced Nursing, 19*(2), 439-447.

Snyder, M. (1990). Specialization in nursing: Logic or chaos. In N. L. Chaska (Ed.), *The nursing profession: Turning points* (pp.107-112). St. Louis: C. V. Mosby.

Suominen, T., Kovasin, M., & Ketola, O. (1997). Nursing culture－some viewpoints. *Journal of Advanced Nursing, 25*(1), 186-190.

Taylor, J. S. (1997). Nursing ideology: Identification and legitimation. *Journal of Advanced Nursing, 25*(3), 442-446.

Veatch, R. M. (1998). The place of care in ethical theory. *Journal of Medicine and Philosophy, 23*(2), 210-224.

Watson, J. (1985). *Nursing: Human science and human care: A theory of nursing.* Norwalk, Connecticut: Appleton-Century-Crofts.

Watson, J. (1989). A new paradigm of curriculum development. In E. O. Bevis & J. Watson (Eds.), *Toward a caring curriculum: A new pedagogy for nursing* (pp. 37-49). New York: National League for Nursing.

Welch, M. (1991). The context of feminism and nursing in 19th-century Victorian England. In R. M. Neil & R. Watts (Eds.), *Caring and nursing: Explorations in feminist perspectives* (pp. 67-75). New York: National League for Nursing.

Widerquist, J., & Davidhizar, R. (1994). The ministry of nursing. *Journal of Advanced Nursing, 19*(3), 647-652.

Woodward, V. M. (1997). Professional caring: A contradiction in terms? *Journal of Advanced Nursing, 26*(5), 999-1004.

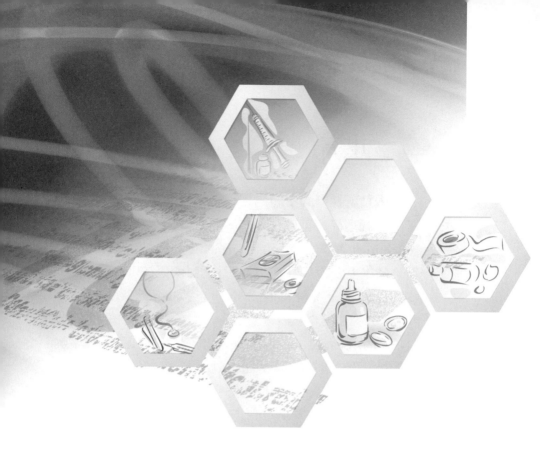

第三章
護理中的關懷：哲理反思與人文實踐

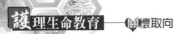

壹、引 言

　　本篇所探究的主題為護理中的關懷（caring），筆者嘗試對護理學者就關懷所做的哲理反思（philosophical reflection）與人文實踐（humanistic praxis）進行後設探討，基本上屬於一項後設護理學的科際研究（an interdisciplinary research of metanursing）。"Caring"在中文裏有「關懷」、「照護」等意思，而美國全國護理聯盟（National League for Nursing）出版品中所使用的漢字解釋則是「關心」（Neil & Watts, 1991: iii）。美國學者根據我國護理界前輩余玉眉教授的解釋，把「關」、「心」逐字翻譯為"passage"to the"heart"，相當傳神地捕捉住"caring"一詞的眞情實義，值得推廣。

　　護理常被視為一門關懷、照護人的專業，現代護理創始人南丁格爾女士在她自己的專業養成訓練中，即十分看重具有宗教情操的照護實務，用以改善當時社會上許多人均無心為之的關懷病患工作（Bradshaw, 1997: 16-22）。當代護理學家Jean Watson則把護理學看成是「關懷的哲學與科學」，並為之建構理論（Watson, 1985: x）。

　　本論文希望在護理實務工作者和護理學家的臨床經驗和專業知識中，提鍊出關懷的奧義，藉以呈現護理界對關懷所做的哲理反思與人文實踐。筆者於此扣緊的是西方護理界的文本，循序考察護理學者對關懷在知識、價值、

存在三方面的哲理反思，以及在倫理、教育、管理三方面的人本實踐。

貳、關懷議題的論述

一、護理論述

　　護理中的關懷涉及的不止是人際情感的流動，也包含一些人際互動的專業技能。「專業化關懷／照護」（professional caring）具有兩種不同的活動：「表達性關懷」（expressive caring）及「工具性照護」（instrumental caring），二者相輔相成，缺一不可（Woodward, 1997: 1000）。與護理照護（nursing care）相關的專業化關照，例如衛生保健（health care）、安寧療護（hospice care）、緩和醫療（palliative care）等，其從業人員都需要一定的專業條件，包括專業知識、專業教育、專業信條、專業自律等（Keogh, 1997: 302-304）。

　　正因為長期以來護理積極爭取自身的專業化，執業人員有時不免急切地傾向訴諸科學技術的工具性照護，而忽略了實踐以人為本的表達性關懷。尤其當今社會已走進後現代，崇尚利己和個人主義，更讓關懷所仰仗的德行如利他主義、以他人為中心等，顯得與社會價值格格不入（Woodward, 1997: 1001）。但是時代畢竟變了，如何在後

現代繼續提升護理的專業地位，同時維繫住傳統的關懷德行？這無疑是護理界所面臨的重大課題。

後現代護理學者對此已有所反省和回應。Lister（1997: 42）指出，後現代社會雖未失其資本主義的重利本質，但邁入後工業時期的結果，卻是打破傳統工業社會所強調的工作分派（task-allocation）方式，改以鼓勵獨當一面。後現代護理人員有機會被授權從事整體式（holistic）照護，反倒使她們的關懷得以充分表現。全責護理（primary nursing care）便是一例。

根據Schoenhofer（1995: 16-20）的田野經驗，全責保健所提供的家庭與社區性照護活動，足以激勵護理人員的關懷成就感並促進專業知識成長。在這種有利於護理專業成長的時代環境中，發展出一套專屬護理的知識是學者努力的方向，Bottorff（1991: 28-35）即嘗試將護理學建構為一門關懷的實務科學（a practical science of caring）。

凸顯護理活動中關懷的實務面向，必須真正落實在實務執行層面。雖然後現代社會不鼓勵利他精神，但從其市場價值中，卻又巧妙地衍生出消費者主義（consumerism），這使得衛生保健機構開始實施著眼於病患的照護（patient-focused care），病人的需求和福利在成本考量下再度受到重視（Johnson & Cooper, 1997: 4-5）。一旦把目光從疾病轉移至病患身上，包括護理在內的衛生保健才又回歸到它的原始目的上。

針對整個衛生保健活動，有一種「以關懷相對於治療」（care versus cure）的提法，常被用來區別護理和醫

療活動。治療著眼的多半是病，關懷看重的主要是人，但是二者不必然互斥；至少從歷史上看，護理人員能夠兼顧二者（Keeling , 1996: 131）。

　　護理實務包含技術和關懷兩種元素，後者在護理意理（ideology）中相當容易引起爭議（Gavin, 1997: 694）。究竟關懷所指爲何？護理中的關懷又當何解？護理學者對關懷的概念作了詳細的內容分析（content analysis）及概念分析（concept analysis），可視爲關懷議題護理論述的後設研究。其中Morse等五人（1990: 2-7）通過內容分析，就三十五名作者對關懷所下的定義，理出五種觀點或範疇：

- 關懷是一種人類特質（trait）。
- 關懷是一種道德命令（imperative）或理想。
- 關懷是一種情感。
- 關懷是一種人際關係。
- 關懷是一種治療性介入（therapeutic intervention）。

她們也據此發現關懷的兩種結果（outcome）：

- 關懷是患者的主觀體驗。
- 關懷是患者的身體反應。

這樣的分析對往後的研究提供了廣泛的批判空間。

　　七年後，McCance等三人（1997: 241-247）接續Morse等人的研究，通過概念分析，自護理文獻中歸結出四種關懷的關鍵屬性（critical attribute）：

- 關懷是眞心的注重（serious attention）。
- 關懷是掛念（concern）。
- 關懷是給養（proriding for）。
- 關懷是認識病人（getting to know the patient）。

她們更進而辨認出關懷的三個前提（antecedent）：

- 充裕的時間。
- 對人的尊重。
- 有心去從事照護。

　　從上述英美護理學者的研究可以看出，關懷議題的護理論述所牽涉的主要是專業實務中的人際互動。一旦這些論述結合了哲理論述，就形成更具理論基礎的護理哲理（nursing philosophy）。

二、哲理論述

　　臺灣護理學者喜將"philosophy"譯爲「哲理」或「理念」，強調其於課程設計上的指導作用。本論文十分看重護理教育的人文實踐，同時筆者所從事的後設探討實有異於主流的傳統哲學路數，而近乎非主流的應用哲學（applied philosophy），因此取護理界習用的「哲理」一辭，亦有爲"philosophy"的中文語意保留相當彈性的用意。

　　關懷議題的哲理論述主要是落在倫理方面，而跟護理有關的論述又大多涉及女性倫理（feminine ethic），其

中最有影響力的兩位學者當推 Carol Gilligan 和 Nel Noddings，她們都在一九八〇年代前期出版了引起廣泛討論的代表作。

　　Gilligan的貢獻是發出「不同的聲音」，即以關懷倫理學（ethic of care）來補充傳統正義倫理學（ethic of justice）的不足，使倫理道德更爲具體化、生活化（Gilligan, 1982: 19）。她的關懷哲理論述最特殊之處，乃是其主要出於女性的體驗，因此她擔憂關懷一旦成爲人際關係倫理，就有可能受到父權宰制（Gilligan, 1995: 125）。如果Gilligan的憂慮屬實，而以女性爲主力的護理

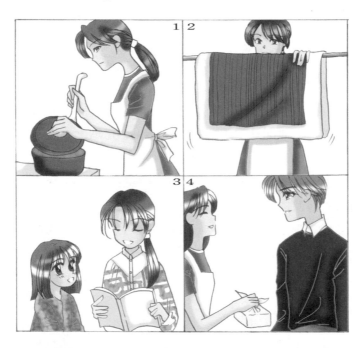

母親對家人的關懷

人員又強烈地認同自己的照護角色，那麼她們在人文實踐中就必須有為有守、謹慎行事才是。

對於此種關懷難局，Noddings（1984: 4-5）指出，人際關係正是關懷作為個人存在無逃於天地之間的本質，這其中有關懷者（one-caring）也有被關懷者（cared-for），彼此的關係是情感流動而非理性推論。她形容推論式倫理屬於父親的語言，而關懷式倫理則代表母親沉默的聲音。關懷倫理「不同的聲音」又一次被放在女性體驗的脈絡中被肯定。

Gilligan和Noddings的關懷哲理論述提出了性別差異（gender difference）的問題，她們都主張女性較傾向體現倫理的關懷面，而男性則傾向體現倫理的正義面。面對這種二分傾向有兩條處理路線：求同與存異。求同是把關懷倫理落實於更同質的人類層次上，此即人文主義（humanism）哲理；存異是把關懷倫理落實於更異質的性別層次上，此即女性主義（feminism）哲理。這兩條路線均對護理專業的發展有所裨益。

從人文主義觀點看，關懷即是信諾（commitment），而人際彼此由衷的信諾乃是在當下存在情境中通過自由抉擇而成（van Hooft, 1995: 21-29）。至於女性主義觀點，有人基進地主張為關懷倫理學建構一套獨立的道德理論，而不必處處與傳統的正義推理相提並論（Tronto, 1993: 251-252）。

事實上，護理學家一方面從肯定個人存在的人文主義中發掘資源以奠定自家的理論基礎，一方面也從肯定女性主體的女性主義中汲取力量以鞏固本身的專業實踐。但

是由於護理此一照護專業目前仍處於醫學霸權的父權宰制中，策略上優先考慮女性主義的哲理論述仍有其必要（Watson, 1990a: 62-66）。

　　自護理的發展歷史考察，形式知識、權威與制度控制逐漸掩蓋了強調關懷的倫理主張，如今需要的是，對護理中的關懷在變遷社會歷史脈絡內進行帶有性別感知的（gender-sensitive）瞭解（Bowden, 1997: 139-140）。但是具備性別感知的心理建設和精神武裝，並不是要護理人員矯枉過正地拒斥男性觀點甚至男性。除了較基進的主張外，還是有些女性主義者樂於以「關懷」的女性論述，和像「信諾」這樣的人文論述，以及「正義」這樣的男性論述彼此對話。

　　Blustein（1991: 7-8）自女性主義出發，較持平地把關懷和信諾放在同一個水平上思考，並將關懷與另一個水平上的正義視為道德的不同部分，如此同時兼顧好（good）與對（right），無所偏廢。然而兼顧並不意味同化，Clement（1996: 5-6）堅持把握關懷倫理的道德價值，並強調關懷活動發生時的社會脈絡，這提醒了女性在關懷之餘，不至於無意間讓自己的道德價值被主流的正義價值觀解消掉。

　　作為人際關係主要內涵的關懷活動，基本上是一種社會活動。Bowden（1997: 183-186）即通過性別感知，分辨出後現代社會中四種關懷的實踐：母職、友誼、護理、公民。Dalley（1996: 13-15; 151-164）則通過分辨從事照護工作（caring for）與對人表示關懷（caring about），來反對社區照護（community care）中的家庭主

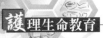

義（familism）讓女性處處受限，從而主張集體主義（collectivism）以分散責任。這種社會與政治哲理論述無疑擴充了護理中的關懷之視野。

三、整合論述

關懷議題的護理論述強調的是專業自覺，哲理論述強調的是女性自覺，而其整合論述強調的則是護理作為一門女性專業的自覺。當然護理並非專屬女性的行業，形成專業也只是近半世紀的事；但是護理從業人員有百分之九十七為女性，且相較於有五世紀歷史的醫療專業，護理在時下凸顯女性專業的特質並不為過。尤有甚者，策略性地提倡專業主義（professionalism）和女性主義意理，在當前亦有其正當性，唯需避免就此劃地自限。

在性別的社會建構（social construction）意義下，"feminine" 也許應該更正確地表述為男女兼顧的「陰性」，護理中關懷議題的整合論述，因此可大體視為一種陰性的護理哲理論述。此一陰性論述，可以是相對於陽性的（masculine）父權宰制的女性專業自覺，也可以是相對於陽性的科技掛帥的人文專業自覺。

護理哲理整合論述的歷史發展，其實反映出一系列辯證的（dialectic）歷程：一九七〇年代間，在以自然科學為主的科技掛帥研究路線之外，開創一些較為人文的專業知識（Parse, 1987: 135-138）。八〇年代間，接受女性主義洗禮，注意到「女人的致知方式」（women's ways of knowing）（Miller, 1991: 43-44）。至九〇年代，得以用女

性觀點去形塑護理中的關懷之人文面貌（Gaut, 1991: 5-7）。

在這一系列辯證發展歷程中，護理的人文關懷原本是無視兩性議題的，其後因爲護理界對專業職場內的兩性不公產生強烈反應，一時女性自覺的呼聲似乎高過人文關懷，直到近年始見陰性的人文論述出現。

同樣運用辯證的觀點，Rafael（1996: 3-17）檢視了護理中三種關懷的關係：早先的護理是一種受命令的關懷（ordered caring），女性護理人員在父權宰制下，表現出局限的人道照護，卻無法影響社會與政治的不公。接下去護理在女性主義介入下，涵攝了概念化的父權，形成被同化的關懷（assimilated caring），護理人員不是融入主流就是選擇放棄退出。最後護理人員自覺地改弦更張，轉而肯定本身專業的陰性特質，同時追求與主流價值及活動平起平坐的機會，終於落實爲賦權的關懷（empowered caring）。

由這三種關懷的發展階段來看，今日護理已然走出自己的道路，卓然造就一門專業，以及支撐專業信念的意理，一種陰性的關懷護理哲理論述。

一項研究例證可以充分代表關懷議題的整合論述，Hagedorn（1995: 1-11）以三年爲期，通過後實證主義途徑（postpositivist approach）的行動主義式全責照護探究（activist primary caring inquiry），研究美國青少女有關月經的性教育，歸結出全責照護的五種成分：聯繫（connection）、一致（consistency）、信諾、社區代言（community advocacy）、社會變遷（social change），她所運用的護理哲理正是女性主義意理。

　　女性主義意理不止激發了女性自覺，同樣也促成男性自覺。有些男性護理人員即開始反思，不同性別看待護理與關懷的心態差異。結果發現執持傳統陽性觀點的男性，多選擇從事掌握權力的護理管理職務；而傾向陰性觀點的男性，則選擇落實關懷的照護愛滋病帶原者臨床工作（MacDougall, 1997: 809-813）。

　　陰性的關懷論述要求賦權以充分執行專業，權力在此只是手段而非目的，關懷才是最終目的。Kitson（1993: 34, 37-42）整理出自南丁格爾以降的護理中關懷的概念化論述，將之分為三相（phase）：

- 責任性的關懷（caring-as-duty）。
- 治療關係的關懷（caring-as-therapeutic-relation-ship）。
- 倫理立場的關懷（caring-as-ethical position）。

　　賦權乃是倫理立場下的取向（orientation）之一，關懷議題的護理哲理論述於此與更基本的哲理論述得以在倫理層面交會。

　　護理倫理主要處理的是護理人員的道德判斷問題，落實在關懷的人本實踐上起碼要能「感受」他人並「瞭解」其處境（Brown, Kitson, & Mcknight, 1992: 31）。西方關懷倫理的哲理根源有三：亞里斯多德傳統的德行倫理、基督宗教傳統的利他倫理、快樂主義傳統的功利倫理（Bandman & Bandman, 1995: 14-15）。對護理學者就關懷所作的哲理反思與人文實踐進行後設探討，將是本論文以下兩節的重點。

參、關懷的護理哲理反思

從後設觀點看，護理哲理具有四種意義：為護理的哲理（philosophy for nursing），以護理理論為主；護理中的哲理（philosophy in nursing），以護理研究方法及方法學為主；有關護理的哲理（philosophy about nursing），以護理倫理學為主；屬於護理的哲理（philosophy of nursing），以護理知識學（epistemology）和護理科學哲學為主。本節對護理學者就關懷所做哲理反思的後設探討，涵蓋了上述四種意義，並依據Leddy和Pepper（1989: 40-41）所設計的哲理領域與護理過程（nursing process）關聯對照，將哲理反思分為知識、價值、存在三方面來考察。

一、知識反思

護理學如今作為一門科學學科並無疑義，但其納入科學範疇卻是相當晚近的事。雖然南丁格爾早在十九世紀中葉即已開啟了現代護理學，但是直到上世紀中葉以後，護理學才通過系統的學術研究和理論建構逐漸形成為科學（Meleis, 1991: 32-45）。而在護理科學知識發展之初，關懷並未成為受到重視的主題。一九八〇年代以前，用以分析各家理論的四個主要概念乃是人、環境、健康、護理，至於大力倡言關懷則是此後的事（Hilton, 1997: 1216-1218）。

　　積極推廣護理中的關懷的Watson（1990b: 16）曾大力呼籲，希望通過上述四個理論分析概念建立一種知識學，以發展護理科學中的關懷知識。把早先護理科學發展的成果凝聚爲以關懷爲主題的知識，的確是近年護理學者努力和重視的方向。目前關懷已成爲護理理論與實務的核心概念（Brykczynska, 1997: 1-9），而McFarlane（1988: 10-20）更視護理爲關懷的一種典範（a paradigm of caring），關懷已然與護理緊密結合在一起。

　　但是這種結合並非沒有問題的。關懷是人際之間的關愛之情，必須有所行動才算數；護理則是護病之間的專業實務，必須當事人滿意才算數。事實上，護理學家積極鼓吹關懷的重要，有時不免演成言詮掛空，與眞實的人缺乏接觸。再者護理人員雖然強調護病關係中關懷的重要，卻又難免像醫病關係中醫師的父權傾向（paternalistic tendency），不經意地流露出護士的母權傾向（maternalistic tendency），而忽略了受照護者對專業服務的感受（Halldorsdottir, 1997: 113-122）。

　　然而對護理中關懷的知識反思，更嚴肅的課題來自專業實務中的困擾：人性的關懷與專技的勝任（competence）是否一定得判成兩橛（dichotomy）（Halldorsdottir, 1997: 105-113）？前節曾提及「專業化關懷／照護」具有工具性和表達性兩種關照活動，二者相輔相成，缺一不可。這兩種活動所反映的正是關懷中科學與人文二元價值，有些護理學者視其爲有所衝突的（McFarlane, 1988: 12-13）。此一困擾實與護理科學知識的成長緊密關聯。

　　人們多認爲護理與醫療息息相關，這種看法大致不

差。護理實務的發展長期追隨醫學模式，以至當護理學者希望建構自家理論時，就不免產生理論與實務不相應的困局。Engebretson（1997: 22-24）即指出，將護理理論應用於實務時會產生四點爭論：醫療活動與護理功能的二分、學院知識與臨床實務的不合、學術理論與診斷分類的偏離、統一理論與多元理論的優劣，她所建議的解決之道是引入整體主義（holism），使爭論化解掉。

　　整體主義強調的是整全的人，相信整體大於部分的組合，護理的專業關照和應用科技在整體主義的前提下都不應將人割裂。只是醫護科技的基本信念之一卻是化約主義（reductionism），相信整體等於部分加總，唯有將整體割裂方能一探事理究竟。護理學者及實務工作者儘管可以主張科學的和人文的價值並存不悖，但實際上這種知識信念的歧異並不是那麼容易克服，護理研究中的量化與質性方法之爭便是一例（Booth, Kenrick, & Woods, 1997: 805）。

　　知識信念的爭辯往往影響及知識正當性的認定。護理學重視關懷，往往被主流醫療界視為不科學，而不科學的知識在學術上便站不住腳。可是我們在此要問一系列根本問題：護理是什麼？護理所為何來？這些問題背後所反映的其實是一個很實際的情況：沒有病人就沒有護理。換言之，護理的存在不完全是為了成就科學知識，更重要的是為了關懷受苦病患。如今護理既擁有服務的愛心，也掌握住系統的科技，在消費者導向的後現代，「專業化關懷／照護」的結果應該留給服務對象去評斷。關照之餘勝任與否的問題，在此已不至構成太大困擾（Halldorsdottir,

1997: 116-120）。

從西方護理文獻中可以看出，學者對關懷所做的知識反思，點出了關懷熱情和專業技能如何兼顧的問題。而這個問題的解決之道，最後必須落實在病人的感受和體驗上。Morrison（1997: 102-130）就英國病患所作的護病關係研究，即對肯定上述結論提供了有力佐證。

二、價值反思

對護理中關懷所做的價值反思，在起點上是與知識反思相輔相成的。護理學者自護理實務中歸結出四種護理致知形態（nursing's patterns of knowing）：經驗的（empiric）、倫理的、美感的（esthetic）、個人的（personal），其中只有經驗知識符合傳統對科學的定義，其餘三種大都具有價值判斷成分（Chinn & Kramer, 1991: 1-17）。

上述區分大體反映出西方知識界的事實與價值二元提法。時至今日，後現代觀點對此已有修正，容許事實與價值相互融滲，即使科學也被視為價值載負的（value-laden）（Starzomski & Rodney, 1997: 224-225）。這使得護理中的科學與人文價值可以並存不悖，而對關懷的知識與價值反思也就各有所本。

相對於經驗知識把注意力集中在較為客觀的事象考察與呈現上，倫理、美感及個人知識則用心於較為主觀的自我體驗與抉擇上（Carper, 1992: 76-77）。但護理作為一門「關懷／照護」專業，不能只停留於自我層次，還必須

觸及他人，用專業化關照去服務病患。專業化關照服務包括身體上、認知上、道德上及情緒上種種作為，要能對服務對象身、心、靈等方面的需求有所回應，這是一種以人為本的療護過程（Antrobus, 1997: 450-451）。

　　從人本衛生保健（humanistic health care）觀點看，病患的苦痛與療護的目標息息相關。既然護理關懷的對象是受苦的人，則對人多一分瞭解，便可使關懷多一分落實。根據Cassell（1988: 44-48）的分析，人所擁有的一些特質，關懷者（caregiver）理當明察：人有性格和個性、人有個人體驗的生活史、人有家族聯繫、人有文化背景、人有社會角色、人際關係不可或缺、人是政治動物、人有意無意地在做一些事情、人有常規行為、人有身體、人有隱私、人有超越性的精神生活。由此可見，作為關懷對象的人是「生物／心理／社會／倫理／靈性」一體五面向不可偏廢的。

　　護理的經驗知識形成科學，倫理知識考量責任，美感知識呈現意義，個人知識處理體驗；其中頭一種知識反映出科學價值，後三種體現了人文價值。人文價值是以人為本的信念，放在護理實務的脈絡裏，即顯示於勝任專業和關懷病人兩方面。且此二者必須相互融滲，無所偏廢，否則便無法落實護理的專業化關照。

　　護理的專業化關照主要處理護病關係，Pollack-Latham（1991: 184-196）區分出三種關照界域（domain）：私人的、社會的、專業的，用以說明護病關係。她指出私人性關懷涉及家人和朋友般的親密關係，社

會性關懷則像陌生人之間的關係，而專業性關照乃是運用專業知識與技能去善盡照護的責任。這種區分很類似前面曾提到的表達性關懷和工具性照護，只是把表達性關懷再分為私人性和社會性關懷兩部分。護理人員在職務上不免表達的是社會性關懷，但從「護理」本義的歷史根源看，理想上還是應該儘量表達私人性關懷為佳。

理想的護病關係絕不能止於社會性往還，而必須有更深厚的交流。Gadow（1985: 31-43）提出護理中關懷的兩個重要要求：

- 維繫住病人的尊嚴。
- 防止治療下的物化（objectification）。

她並不認為關懷與治療必然衝突，只是現行的醫療科技不知不覺地便把患者物化了。為改善此種弊病，護理人員可以做的事有二：

- 說真話和說真心話的坦誠溝通（truth telling）。
- 互為主體性（intersubjectivity）對等交流下的溫情觸摸（touch）。

進一步考察，在現行衛生保健體制下，護病關係的發生脈絡中還同時存在有醫病關係、醫護關係以及其他相關人員的互動等。Bishop和Scudder（1990: 30）即強調，醫師原本也是相當關懷病患的，他們把注意力轉移到治療過程上，乃是二次大戰以後醫藥科技發達的結果。身為醫師的Pellegrino（1985: 11-12）則指出關懷的四種意義：

同情他人、服務無力者、解決醫療問題、處理（take care）
各種必要程序，後兩種意味專業勝任，如此不免導致對前
兩者的化約和忽略。看來醫師與護理學者對關懷的價值反
思並無二致，他們同樣意識到其中科學與人文價值的既存
張力（tension），這點需要到更基本的存在層面去尋求解
決之道。

三、存在反思

　　關懷可以是自我觀照，但護理中的關懷則至少需涉
及兩個人的互動，也就是護病關係。護病關係是一種特定
情況下的人際關係，即其中一方有病在身或生活不便，而
另一方從事專業照護。在後現代社會中，這屬於為消費者
提供服務的活動。然而我們對護理中關懷進行存在反思
時，就不禁要問：其中有沒有更為本質、更為深刻的意
涵？護理學家的答案是人與康復（healing）（Watson,
1985: 23, 27-28）。

　　在以人為本的大前提下，對關懷所作知識反思的重
點為：關懷熱情與專業勝任能否兼顧？價值反思的重點
為：在上述兼顧情況下的照護活動是否具有互為主體性？
而存在反思則進一步追問：這種主體際互動中的人與病之
本質為何？如此很自然地會觸及人的靈性（spirituality）
和宗教方面的論述。對護理中的關懷進行知識、價值、存
在三方面的哲理反思，有助於護理專業的人本實踐。

　　人的本質涉及人的位格（personhood）問題，病的本

質涉及健康、康復、生病（illness）、疾病（disease）等問題，這不只是護理哲理反思課題，也為近年醫學哲學（philosophy of medicine）所強調。在人的位格問題上，Evans（1997: 25-34）整理出十三種有關位格的定義，發現其中莫衷一是，甚至有彼此衝突的情形。

　　此時醫療界的作法，是順著物理科學的化約傾向，窄化位格的定義。通過道德中立的（morally-neutral）診斷技術，將許多人的狀況排除在位格之外，例如胎兒、新生兒、昏睡病人、植物人等。一旦認定這些人（human）的價值，有異於能夠為自己的存在賦予價值的位格人（person），就不免衍生出許多弊端。護理中的關懷當然不應陷入這種偏差立場，但是如果護理學術始終追隨醫療科技的路線，就有可能受到醫學意理的影響，窄化了關懷的對象。

　　為了建立獨特的護理觀，理論家不斷對關懷進行存在反思。有人主張關懷是人的存在樣態（mode）或存有的開顯（manifestation of being），並據此建議將人的整體性（wholeness）和神聖性（holiness）加以調和（Boykin & Schoenhofer, 1990: 149），這已觸及宗教論述了。事實上護理活動原本即肇始於宗教式奉獻，說關懷具有靈性本質並不為過。

　　從歷史上看，基督宗教可視為一種「促進康復的宗教」（religion of healing），助人由身心破碎中恢復整全。關懷在此是宗教的使命（ministry），護理人員為牧靈工作者（pastoral care worker）（Widerquist & Davidhizar, 1994: 648），而宗教性信諾（religious commitment）亦與護理息

息相關（Cusveller, 1995: 977）。靈性照護影響所及，包括了個體的健康／生病狀態、健全（well-being）以及生活品質（quality of life）（Ross, 1994: 439）。

　　許多哲學與宗教論述都提出身體與靈魂二元觀點，護理學者也對此多有闡述。二元觀點既不唯物又不唯心，同時爲彼此互動帶來可能。自護理立場看，一個人生病可說是身體受苦、靈魂有難，在此人乃是靈魂的體現（embodied soul），護理工作即是去榮耀作爲病人的屬靈體驗（honoring the soulful experience of patienthood）（Picard, 1997: 50）。

　　對生病的人有所瞭解後，理當回頭對侵犯人身心的病痛加以分析。Greaves（1997: 74-75）指出，雖然生病和疾病都意味著失去健康，但二者實不相同。生病是對健全狀態和社會角色的連續性出現中斷的體驗，而疾病則是身體器官和系統的結構與功能出現的不正常現象。

　　疾病需要治療，生病則等待康復。專業化關照雖然並未忽略前者，卻著眼於後者，這或許正是醫療與護理的根本差異所在。治癒疾病的醫學依循科學活動的化約主義典範雖無可厚非，協助康復的護理卻必須經由生活世界（lifeworld）的整體主義典範，以開放的心胸去實踐關心（Dahlberg & Drew, 1997: 303）。

　　護理人員的主要活動場域不是手術臺或實驗室，而是病榻之畔。她面臨的是患者的生路歷程和生活世界，這些對當事人而言都屬於不可分割的整體。護理專業的人文實踐就像一位著名護理理論家所言，「體驗整全」（experiencing the whole）（Newman, 1997: 34-36）。

肆、關懷的專業人文實踐

　　護理是一門專業，護理專業秉持著人文精神從事關懷的實踐。護理實踐乃是研究、理論及實務的交流與組合，也可說是科學、哲理和工作經驗的統整。在此研究方法、理論發展及實務要求得以整合，從而克服了傳統上護理學者與實務工作者各自為政所造成的鴻溝（Thorne, 1997: xi-xix）。筆者自專家所提出的當前護理議題中（McCloskey & Grace, 1994: xi-xiii），歸納出三種專業人文實踐：倫理實踐、教育實踐、管理實踐。以下即是對這三種護理實踐中的關懷之人本精神進行後設探討。

一、倫理實踐

　　集研究、理論和實務於一體的護理實踐基本上屬於後現代，它正像一位後現代醫療倫理學家所描述的，以傳統真、善、美為個別對象的現代方案（project of modernity）已有所不足，如今雖然對象依舊，卻必須採行後現代整合作法，即重視實踐的詮釋空間（hermeneutical space）與主體際溝通，以及這些對象的體現（Komesaroff, 1995: 8-12）。換言之，護理實踐不能沒有理論依據，但也不應忽略動手作研究和臨床接觸，此三者是交織難分並且不可

化約的。

　　考察關懷的護理倫理實踐，最好是從臨床實務切入，而最棘手也是最有實踐意義的即是照護臨終病人。Purtilo（1993: 156）發現，三十年來，專業人員對臨終病人有意無意地放棄的態度並沒有太大改善。比較不同的是，早先對病人的放棄表現得很直接明顯，例如突然把病人搬到離護理站最遠的病房去，卻不作任何說明；近年這些情況比較少見，但心理上的排拒則有增無減。

　　放棄臨終病人的態度多少反映了照護與治療二元觀點的參差，護理人員不自覺地追隨醫療人員的價值觀，強調治療的重要，一旦病人被宣判「不治」，則不但治療活動撒手不管，連關照也隨之忽略了。

　　Bishop和Scudder（1987: 34-35）分辨出上述二元觀點的互斥與互補面。互斥面是說醫藥科技不斷發展，許多病都能治癒，照護變得無用武之地而益形萎縮，終至淪為治療的附屬活動；二者的關係是此長彼消。互補面是說醫藥科技的發達帶動照護工作的成長，把護理活動推到更專業的地步；二者的關係是水漲船高。

　　但筆者認為此外另有兩種可能性，即拖累下水和此消彼長。上述護理人員放棄臨終病人的態度，可謂被醫療人員的態度拖累下水。改善之道正是當病人被宣告不治時，以關懷為主旨的照護活動去替代醫療措施，如此呈現出來的便是治療與照護的此消彼長。

　　從護理實踐的角度看，護理研究與護理實務都不可避免地具有理論載負，而這些理論皆受到研究者或實務工

作者個人的意理信念所影響。研究與實務於是成爲現行理論（theory-in-action），且實務也帶動了研究與理論建構。在這種情況下，較合宜的乃是以批判理論、女性主義、後結構主義爲宗，並奠基於倫理學、差異政治學（politics of difference）以及社會正義信念的批判護理實踐（critical nursing praxis）（McCormick & Roussy, 1997: 269）。

　　從批判理論所追求的權力下放到女性主義所倡議的性別解放，再到後結構主義所嚮往的心智開放，已然呈現出「後現代轉向」（postmodern turn）。在其中，倫理實踐不再是定於一尊的威權宰制，而是平等互信的人際溝通。以護理實踐爲例，醫師的父權和醫學的霸權理當收歛，傳統上認爲知識具有眞理性、客觀性和確實性的意理亦應讓位，取而代之的是以人爲本的專業關照和更多元的研究策略。

　　雖然後現代主義對人文主義中的社會正義、平等、自由、個體人權、解放等概念的現代主義根源有所質疑（McCormick & Roussy, 1997: 270），但這並無損倫理活動的眞誠性。倫理不似法律可以強制執行，充其量只能通過一些大原則去規範人際往還。事實上，包括護理在內的衛生保健專業多少會提示幾個重要的倫理原則，像社區居家照護需要注重自主（autonomy）、增益（beneficence）、正義、誠實等原則（Haddad & Kapp, 1991: 8-10），一般護理的原則則是自主、增益、無傷（nonmaleficence）和正義（Edwards, 1996: 22-24）。

　　問題是強調原則不免跟凸顯關懷產生牴觸，Edwards

（1996: 120-155）即對護理倫理中的原則與關懷之爭有所
闡述。然而筆者卻認為這些爭議其實可以化解。因為倫理
的「資料」（data）來自三方面：直覺、規則和準則（rule
and codes）、社會角色（May & Sharratt, 1994: 5），所以原
則和關懷得以通過不同的資料體現為倫理實踐，讓訴諸普
遍和注重個別在人文精神的氛圍中並行不悖。

二、教育實踐

　　護理中關懷的三種專業人文實踐各有開展之處：倫
理實踐體現於準則訂定中、教育實踐體現於課程設計中、
管理實踐體現於組織架構中。回頭來看，各種人文實踐又
都著落在一定的脈絡內，並受到多元意理的支撐。

　　考察護理教育實踐最直接的切入點，乃是形貌不一
的學校體制和培訓管道。美國的護理教育背負了相當沉重
的歷史包袱，至今仍然是發結業文憑（diploma）的醫院
附設護校、發副學士學位（associate degree）的社區學
院，以及發學士學位的四年制大學並存局面。即使護理專
業團體已設置多年，也無法改善這種教學管道多樣紛雜
（diversity）的現象（DeBack, 1994: 153-157）。

　　相形之下，臺灣的護理教育在政策導引下，全面將
護生最多的高職，逐漸提升為專校或社區學院水平，其實
已不比美國落伍多少。因為美國目前最普及的護理學制，
正是相當臺灣二專的社區學院。

　　美國護理界因應人力培訓多樣的解決辦法，是將實

務加以區隔，以學力和學歷決定執行專業的涉入程度。如此一來資格較低的人被排除在某些實務活動之外，藉以維繫專業服務的品質。這種分工的基本預設是專業技能而非人文關懷，結果可能反倒是學問愈高深、技術愈專精的人愈不在乎關照病人。筆者相信護理教育改革的路徑應該是引入關懷的專業人文實踐。

在現代護理創始人南丁格爾的眼中，照護乃是使病患處於最佳狀態，以便自然痊癒，醫療措施的介入則愈少愈好（Nightingale, 1969: 23）。但是護理的發展終不免與醫療糾纏，從早先的醫師助手到後來的程序導向護理（procedure-oriented nursing），都是技能重於關懷。直到一九七〇年代轉型為病人中心護理（patient-centered nursing），以及專門化獨立作業的全責護理出現，護理才又逐漸回歸其人本形貌。強調關懷可視為護理的人本革命，順勢而下便是開展人本護理教育（King & Gerwig, 1981: 17-34）。

近年來，護理實務的發生場域已從醫院大幅擴充至社區，臨床工作則從照護病患延伸至保健促進和疾病預防，教育實踐因此提供了配套的改革措施。像課程設計開始強調整體健康評鑑（holistic health appraisal），並將傳統教材中有關基本身體評估（basic physical assessment）的內容加以更新，以及護理師在職進修學位的初期臨床課程中即加入保健促進策略的討論等，在在顯示出護理教育的人文考量，而整個教育模式也逐漸從生病—疾病模式（illness-disease model）轉移為健康—安適模式（health-wellness model）（Heinzer, McGoldrick, & McLane 1996: 80-83）。

　　護理教育實踐同樣集研究、理論和實務於一體，並且是科學、哲理和經驗的統整，但是教育比倫理更具有制式化的教化功能，其所受到的意理影響對實踐更具指標作用。Dickson（1993: 67-83）考察了美國護理教育在二十世紀的發展，發現護理教育的先驅們，視醫學成功地形成專業爲楷模，乃藉教育管道效法之，卻在無形中引進醫療的男性導向專業意理（male-oriented professional ideology）。此一專業意理自上世紀中開始，左右了護理教育實踐，有識之士至九○年代方努力尋求解套。

　　簡單地說，男性意理看重的是科技，相對的女性意理則較趨近人文關懷，因此護理教育界在受到女性主義啓蒙（feminist enlightenment）之後，開始進行典範轉移。突破傳統窠臼的革新，包括：對客觀知識與主觀知識同樣重視、對知性（mind）和感性（heart）等量齊觀、將護理思維的模式自行爲主義轉移至人文主義等（Heinrich & Witt, 1993: 117-118）。

　　其具體作法是以人本教育架構，設計一套「關懷課程」（caring curriculum），學生與教師在其中互動學習，共同追求個人知識，亦即一種較主觀知識更爲主動的知識（Sweeney, 1994: 920-922）。以追求個人知識爲目標的教育實踐形式有別於知識積累形式（banking concept type），因爲前者通過教育實踐，可使人充分解放成爲一個完整的人（Hedin & Donovan, 1989: 8-9）。

三、管理實踐

護理專業落實於整個衛生保健救助系統（health care delivery system）中，勢必遭逢組織管理問題。一名護理人員所面臨的管理問題涉及不同層次：有護理部門的，有衛生保健組織的，更有全面政經市場的。Hadley（1996: 6）指出護理人員在邁入二十一世紀後所面臨的五大挑戰：

- 必須顯示出護理能夠提供有成本效率及可評估的高品質照護。
- 採用統一的證照制度和教育訓練並減化專業職銜。
- 克服自認為受壓制族群的心理。
- 接受工作的不穩定性。
- 維持終身學習的信念。

White和 Begun（1996: 80-83）則列舉了傳統上樹立護理專業十一項不合時宜之處，其中包括把護理視為關懷活動。

這些學者建議的改善之道，是把護理視為把握技能與知識（possessing skills and knowledge），使護理人員成為「知識工作者」，以增進專業的附加價值（value-added）。此種觀念上的轉變，確實反映了護理專業人文實踐所受到的市場嚴峻考驗。

平心而論，關懷不是只有熱情關愛就成得了氣候的。前面曾提及專業化關照具有表達性關懷與工具性照護

兩種不同活動，二者相輔相成，缺一不可。筆者主張護理專業的三種人文實踐，自倫理實踐至教育實踐再至管理實踐，可以看作是由表達性關懷向工具性照護偏移，雖然強調專業技能，但並未忽略人文關懷。也唯有從這種兼容並蓄的立場去推展護理管理，才有可能實踐人性化管理。

　　護理人員照護病患可說是在特定情境中的實務技能（practical know-how），如果臨床作為得心應手，則已邁入技藝（art）的境地，Hampton（1994: 15-24）形容護理技藝的真正本質為專家本事（expertise）。一旦在本行中躋身專家之林，就有可能出人頭地，成為專業中的領導者，亦即高階經理人。高階經理人必須兼具臨床與財務觀點，尤其在一九九○年代以病患為中心的照護模式要求下，管理透明化（visible management）和員工賦權已成為人本管理實踐的重要措施（Klakovich, 1994: 48-49）。

　　雖然護理人員在本行中出人頭地，可以從實務工作者晉升為管理者，但多半仍位居護理部門。更大的組織例如醫院中，管理者仍多為男性；管理與男人、陽性似乎始終糾纏在一道（Collinson & Hearn, 1996: 1-24）。這也許就是護理管理者多談知識、權力卻少談關懷、照護的原因，但是我們終究無法想像缺乏關懷的護理是何種景況。

　　在整個政治經濟大環境的觀照下，二十一世紀的護理工作正面臨重大轉型階段。Koerner 和 Burgess（1997: 2-10）勾勒出四項變革：

- 重建信念（reframing our beliefs）。
- 重凝焦點（realigning our focus）。

- 重塑照護環境（remapping nursing's care environment）。
- 重新定義工作和關係（redefining our work and our relationships）。

這些都有待護理管理者認真省思並付諸實現。

總體而言，以關懷為主調的護理專業人文實踐，無論是倫理實踐、教育實踐或是管理實踐，在新世紀中都可能有較大的施展空間，理由是傳統意理的逐漸崩解。以管理實踐為例，Jobes 和 Steinbinder（1996:81）發現，傳統的組織管理在牛頓式科學（Newtonian science）的指引下，視組織為機械結構，個人角色被清楚區分，管理則是客觀、邏輯、量化的活動。直到近年新科學（New Science）興起，注意到宇宙與人之間的紛擾（turbulence）、混沌（chaos）、失衡（disequilibrium）等情況無所不在，從而醞釀出較具包容性的管理哲學，藉以推動組織轉型。

組織轉型意味著組織重新設計（redesign）與再造（reengineering）。一位資深的護理管理者Simpson（1995: 87-89; 1996: 85-88）表示，以資訊工具為主的科技應用若能充分發生效果，則護理人員可以有較多餘裕和授權以關照病患。這是管理實踐在個體層面的完善，至於群體層面的完善則有賴策略規劃。

Brooks和 Rosenberg（1995: 81-86）以她們所服務的醫學中心為例，護理部門結合護理學家Watson的人類關懷理論和管理學家Drucker的策略規劃模式，成功地促進了

部門的表現。雖然這只是一個小小的例證，卻足以說明以關懷為主調的護理專業人文實踐絕非紙上談兵，而是可以實際運作且能加以評估的組織活動。

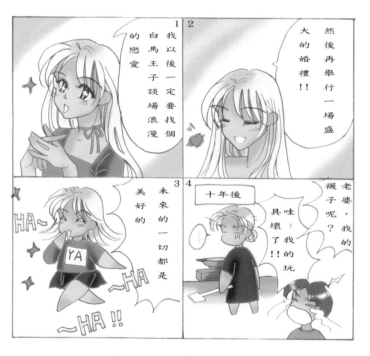

青少女的純真世界

伍、結　語

　　護理是一種著眼於實務的專業,護理學則是一門圍繞著實務開展的學科,這是我們在探討護理及護理學種種時須臾不應或忘的。其實整個健康科學中各學科例如醫學、公共衛生學等,皆具相同特質,它們都在為促進人類健康而努力。然而護理從業人員卻曾擁有一些極為邊緣的體驗,此為其他專業所無,即是受到父權宰制的女性體驗。

　　護理從女性體驗中激發出「關懷」的陰性旨趣並非偶然,而是歷史社會脈絡下的產物,強調關懷甚至成為對抗陽性意理的手段。時至今日,關懷已經內化為護理工作者的道德信念,它通過技能表現(skilled manner)以回應人類接受照護的基本需求(Smith & Agard, 1997: 185-186)。無論護理界內外對關懷是否足以代表護理的精神仍有所質疑,筆者相信揭櫫「護理中的關懷」作為論述主題,有助於顯示此一助人專業的真諦。

　　本篇自我定位為後設護理學的概念性論文(conceptual article),嘗試從應用哲學出發,為護理實踐提供學理依據。護理實踐講求知行合一,融研究、理論與實務為一體,筆者對此提示女性主義、人文主義和專業主義三者的重要。女性主義用以意識覺醒(consciousness-raising),人文主義用以服務社會,專業主義用以立足市場,對護理而言各有其意義,其中又以女性主義倡議的意識覺醒對護

理的貢獻可謂意義非凡。

　　根據Henderson（1997: 158-161）的分析，意識覺醒能夠爲護理人員帶來啓蒙、賦權和解放。一旦護理專業在整個衛生保健體制中擁有更多權力和自由，則專業化關照將更爲普及，社會上也將有更多人受惠。

　　護理學在國際學術界被歸類爲一門社會科學，學術文獻納入《社會科學文獻引用索引》（Social Sciences Citation Index; SSCI）中流傳。本論文通過文獻分析，考察了護理學者對關懷所作的哲理反思與人文實踐，肯定這門社會科學作爲「人文科學」（human science）的適切性。畢竟護理中的關懷正是緣起於母親對人子的養育（nourishing），源遠流長，歷久彌新。

參考文獻

Antrobus, S. (1997). An analysis of nursing in context: The effects of current health policy. *Journal of Advanced Nursing, 25*(3), 447-453.

Bandman, E. L., & Bandman, B. (1995). *Nursing ethics through the life span* (3rd ed.). Norwalk, Connecticut: Appleton & Lange.

Bishop, A. H., & Scudder, J. R., Jr. (1987). Nursing ethics in an age of controversy. *Advances in Nursing Science, 9*(3), 34-43.

Bishop, A. H., & Scudder, J. R., Jr. (1990). *The practical, moral, and personal sense of nursing: A phenomenological philosophy of practice.* Albany: State University of New York Press.

Blustein, J. (1991). *Care and commitment: Taking the personal point of view.* New York: Oxford University Press.

Booth, K., Kenrick, M., & Woods, S. (1997). Nursing knowledge, theory and method revisited. *Journal of Advanced Nursing, 26*(4), 804-811.

Bottorff, J. L. (1991). Nursing: A practical science of caring. *Advances in Nursing Science, 14*(1), 26-39.

Bowden, P. (1997). *Caring: Gender-sensitive ethics.* London: Routledge.

Boykin, A., & Schoenhofer, S. (1990). Caring in nursing: Analysis of extant theory. *Nursing Science Quarterly, 3*(4), 149-155.

Bradshaw, A. (1997). The historical tradition of care. In G. Brykczynska (Ed.), *Caring: The compassion and wisdom of nursing* (pp. 10-31). London: Arnold.

Brooks, B. A., & Rosenberg, S. (1995). Incorporating nursing theory into a nursing department strategic plan. *Nursing Administration Quarterly, 20*(1), 81-86.

Brown, J. M., Kitson, A. L., & Mcknight, T. C. (1992). *Challenges in caring: Explorations in nursing and ethics.* London: Chapman & Hall.

Brykczynska, G. (1997). A brief overview of the epistemology of caring. In G. Brykczynska (Ed.), *Caring: The compassion and wisdom of nursing* (pp. 1-9). London: Arnold.

Carper, B. A. (1992). Philosophical inquiry in nursing: An application. In J. F. Kikuchi & H. Simmons (Eds.), *Philosophic inquiry in nursing* (pp. 71-80). Newbury Park, California: Sage.

Cassell, E. J. (1988). The nature of suffering and the goals of medicine. In G. P. Turner & J. Mapa (Eds.), *Humanistic health care: Issues for caregiver* (pp. 39-51). Ann Arbor, Michigan: Health Administration Press.

Chinn, P. L., & Kramer, M. K. (1991). *Theory and nursing: A systematic approach* (3rd ed.). St. Louis: Mosby-Year Book.

Clement, G. (1996). *Care, autonomy, and justice: Feminism and the ethic of care*. Boulder, Colorado: Westview.

Collinson, D. L., & Hearn, J. (1996). Breaking the silence: On men, masculinities and managements. In D. L. Collinson & J. Hearn (Eds.), *Men as managers, managers as men: Critical perspectives on men, masculinities and managements* (pp. 1-24). London: Sage.

Cusveller, B. S. (1995). A view from somewhere: The presence and function of religious commitment in nursing practice. *Journal of Advanced Nursing, 22*(5), 973-978.

Dahlberg, K., & Drew, N. (1997). A lifeworld paradigm for nursing research. *Journal of Holistic Nursing, 15*(3), 303-317.

Dalley, G. (1996). *Ideologies of caring: Rethinking community and collectivism* (2nd ed.). London: Macmillan.

DeBack, V. M. (1994). Diversity in nursing education: Does it help or hinder the profession? In J. C. McCloskey & H. K. Grace (Eds.), *Current issues in nursing* (4th ed.) (pp. 153-157). St. Louis: Mosby.

Dickson, G. L. (1993). The unintended consequences of a male professional ideology for the development of nursing education. *Advances in Nursing Science, 15*(3), 67-83.

Edwards, S. D. (1996). *Nursing ethics: A principle-based approach.*

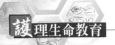

London: Macmillan.

Engebretson, J. (1997). A multiparadigm approach to nursing. *Advances in Nursing Science, 20*(1), 21-33.

Evans, M. (1997). Some ideas of the person. In D. Greaves & H. Upton (Eds.), *Philosophical problems in health care* (pp. 23-35). Hants, England: Avebury.

Gadow, S. A. (1985). Nurse and patient: The caring relationship. In A. H. Bishop & J. R. Scudder, Jr. (Eds.), *Caring, curing, coping: Nurse, physician, patient relation-ships* (pp.31-43, 117-118). University, Alabama: The University of Alabama Press.

Gaut, D. A. (1991). Caring and nursing: Explorations in feminist perspec-tives — Introductory remarks. In R. M.Neil & R. Watts (Eds.), *Caring and nursing: Explorations in feminist perspectives* (pp. 5-7). New York: National League for Nursing.

Gavin, J. N. (1997). Nursing ideology and the 'generic carer'. *Journal of Advanced Nursing, 26*(4), 692-697.

Gilligan, C. (1982). *In a different voice: Psychological theory and women's development.* Cambridge, Massachusetts: Harvard University Press.

Gilligan, C. (1995). Hearing the difference: Theorizing connection. *Hypatia: A Journal of Feminst Philosophy, 10*(1), 120-127.

Greaves, D. (1997). Concepts of health, illness and disease. In D. Greaves & H. Upton (Eds.), *Philosophical problems in health care* (pp. 71-86). Hants, England: Avebury.

Haddad, A. M., & Kapp, M. B. (1991). *Ethical and legal issues in home health care: Case studies and analyses.* Norwalk, Connecticut: Appleton & Lange.

Hadley, E. H. (1996). Nursing in the political and economic marketplace: Challenges for the 21st century. *Nursing Outlook, 44*(1), 6-10.

Hagedorn, S. (1995). The politics of caring: The role of activism in pri-mary care. *Advances in Nursing Science, 17*(4), 1-11.

Halldorsdottir, S. (1997). Implications of the caring / competence dichotomy. In S. E. Thorne & V. E. Hayes (Eds.), *Nursing praxis: Knowledge and action* (pp. 105-124). Thousand Oaks, California: Sage.

Hampton, D. C. (1994). Expertise: The true essence of nursing art. *Advances in Nursing Science, 17*(1), 15-24.

Hedin, B. A., & Donovan, J. (1989). A feminist perspective on nursing education. *Nurse Educator, 14*(4), 8-13.

Heinrich, K. T., & Witt, B. (1993). The passionate connection: Feminism invigorates the teaching of nursing. *Nursing Outlook, 41*(3), 117-124.

Heinzer, M. M., McGoldrick, T., & McLane, S. (1996). The challenge for education in a transformed health care system. *Nursing Administration Quarterly, 20*(4), 80-88.

Henderson, D. J. (1997). Consciousness-raising as a feminist nursing action: Promise and practice, present and future. In S. E. Thorne & V. E. Hayes (Eds.), *Nursing praxis: Knowledge and action* (pp. 157-179). Thousand Oaks, California: Sage.

Hilton, P. A. (1997). Theoretical perspectives of nursing: A review of the literature. *Journal of Advanced Nursing, 26*(6), 1211-1220.

Jobes, M., & Steinbinder, A. (1996). Transitions in nursing leadership roles. *Nursing Administration Quarterly, 20*(2), 80-84.

Johnson, C. L., & Cooper, P. K. (1997). Patient-focused care: What is it? *Holistic Nursing Practice, 11*(3), 1-7.

Keeling, A. W. (1996). Care versus cure: Examining the dichotomy through a historical lens. *Journal of Professional Nursing, 12*(3), 131.

Keogh, J. (1997). Professionalization of nursing: Development, difficulties and solutions. *Journal of Advanced Nursing, 25*(2), 302-308.

King, V. G., & Gerwig, N. A. (1981). *Humanizing nursing education: A confluent approach through group process.* Wakefield, Massachusetts: Nursing Resources.

Kitson, A. (1993). Formalizing concepts related to nursing and caring. In A. Kitson (Ed.), *Nursing: Art and science* (pp. 25-47). London:

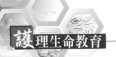

Chapman & Hall.

Klakovich, M. D. (1994). Connective leadership for the 21st century: A historical perspective and future directions, *Advances in Nursing Science, 16*(4), 42-54.

Koerner, J., & Burgess, C. S. (1997). Nursing's role and functions in a seamless continuum of care. In S. Moorhead (Ed.), *Nursing roles: Evolving or recycled?* (pp. 1-14). Thousand Oaks, California: Sage.

Komesaroff, P. A. (1995). Introduction: Postmodern medical ethics? In P. A. Komesaroff (Ed.), *Troubled bodies: Critical perspectives on postmodernism, medical ethics, and the body* (pp. 1-19). Durham, North Carolina: Duke University Press.

Leddy, S., & Pepper, J. M. (1989). *Conceptual bases of professional nursing* (2nd ed.). Philadelphia: J. B. Lippincott.

Lister, P. (1997). The art of nursing in a 'postmodern' context. *Journal of Advanced Nursing, 25*(1), 38-44.

MacDougall, G. (1997). Caring—A masculine perspective. Journal of Advanced Nursing, 25(4), 809-813.

May, L., & Sharratt, S. C. (1994). *Applied ethics: A multicultural approach.* Englewood Cliffs, New Jersey: Prentice Hall.

McCance, T. V., Mckenna, H. P., & Boore, J. R. P. (1997). Caring: Dealing with a difficult concept. *International Journal of Nursing Studies, 34* (4), 241-248.

McCloskey, J. C., & Grace, H. K.(1994). Preface. In J. C. McCloskey & H. K. Grace(Eds.), *Current issues in nursing* (4th ed.)(pp.xi-xiii). St. Louis: Mosby.

McCormick, J., & Roussy, J. (1997). A feminist poststructuralist orientation to nursing praxis. In S. E. Thorne & V. E. Hayes (Eds.), *Nursing praxis: Knowledge and action* (pp. 267-283). Thousand Oaks, California: sage.

McFarlane, J. (1988). Nruring: A paradigm of caring. In G. Fairbairn & S. Fairbairn (Eds.), *Ethical issues in caring* (pp. 10-20). Hants,

England: Avebury.

Meleis, A.I. (1991). *Theoretical nursing: Development and progress* (2nd ed.). Philadelphia: J. B. Lippincott.

Miller, K. L. (1991). A study of nursing's feminist ideology. In R. M. Neil & R. Watts (Eds.), *Caring and nursing: Explorations in feminist perspectives* (pp. 43-56). New York: National League for Nursing.

Morrison, P. (1997). Patient's experiences of being cared for. In C. Brykczynska (Ed.), *Caring: The compassion and wisdom of nursing* (pp.102-130). London: Arnold.

Morse, J. M., Solberg, S. M., Neander, W. L., Bottorff, J. L., & Johnson, J. L. (1990). Concepts of caring and caring as a concept. *Advances in Nursing Science, 13*(1), 1-14.

Neil, R. M., & Watts, R. (Eds.). (1991). *Caring and nursing: Explorations in feminist perspectives.* New York: National League for Nursing.

Newman, M. A. (1997). Experiencing the whole. *Advances in Nursing Science, 20*(1), 34-39.

Nightingale, F. (1969). *Note on nursing: What it is and what it is not.* New York: Dover.

Noddings, N. (1984). Caring: *A feminine approach to ethics and moral education.* Berkeley: University of California Press.

Parse, R. R. (1987). *Nursing science: Major paradigms, theories, and critiques.* Philadelphia: W. B. Saunders.

Pellegrino, E. D. (1985). The caring ethic: The relation of physician to patient. In A. H. Bishop & J. R. Scudder, Jr. (Eds.), *Caring, curing, coping: Nurse, physician, patient relationships* (pp. 8-30, 116). University, Alabama: The University of Alabama Press.

Picard, C. (1997). Embodied soul: The focus for nursing praxis. *Journal of Holistic Nursing, 15* (1), 41-53.

Pollack-Latham, C. L. (1991). Clarification of the unique role of caring in nurse-patient relationships. In P. L. Chinn (Ed.), *Anthology on caring* (pp. 183-209). New York: National League for Nursing Press.

Purtilo, R. (1993). *Ethical dimensions in the health professions* (2nd ed.). Philadelphia: W. B. Saunders.

Rafael, A. R. F. (1996). Power and caring: A dialectic in nursing. *Advances in Nursing Science, 19*(1), 3-17.

Ross, L. A. (1994). Spiritual aspects of nursing. *Journal of Advanced Nursing, 19*(2), 439-447.

Schoenhofer, S. O. (1995). Rethinking primary care: Connections to nursing. *Advances in Nursing Science, 17*(4), 12-21.

Simpson, R. L. (1995). To retool the workplace, you'd better have the right technology tools. *Nursing Administration Quarterly, 20*(1), 87-89.

Simpson, R. L.(1996). The 21st century nurse executive. *Nursing Administration Quarterly, 20*(2), 85-88.

Smith, P., & Agard, E. (1997). Caring costs: Towards a critical understanding of care. In G. Brykczynska (Ed.), *Caring: The compassion and wisdom of nursing* (pp. 180-204). London: Arnold.

Starzomski, R., & Rodney, P. (1997). Nursing inquiry for the common good. In S. E. Thorne & V. E. Hayes (Eds.), *Nursing praxis: Knowledge and action* (pp. 219-236). Thousand Oaks, California: Sage.

Sweeney, N. M. (1994). A concept analysis of personal knowledge: Application to nursing education. *Journal of Advanced Nursing, 20*(5), 917-924.

Thorne, S. E. (1997). Introduction: Praxis in the context of nursing's developing inquiry. In S. E. Thorne & V. E. Hayes (Eds.), *Nursing praxis: Knowledge and action* (pp. ix-xxi). Thousand Oaks, California: Sage.

Tronto, J. C. (1993). Beyond gender difference to a theory of care. In M. J. Larrabee (Ed.), *An ethic of care: Feminist and interdisciplinary perspectives* (pp. 240-257). New York: Routledge.

van Hooft, S. (1995). *Caring: An essay in the philosophy of ethics*. Niwot, Colorado: University Press of Colorado.

Watson, J. (1985). *Nursing: Human science and human care: A theory of nursing*. Norwalk, Connecticut: Appleton-Century-Crofts.

Watson, J. (1990a). The moral failure of the patriarchy. *Nursing Outlook, 38*(2), 62-66.

Watson, J. (1990b). Caring knowledge and informed moral passion. *Advances in Nursing Science, 13*(1), 15-24.

White, K. R., & Begun, J. W. (1996). Profession building in the new health care system. *Nursing Administration Quarterly, 20*(3), 79-85.

Widerquist, J., & Davidhizar, R. (1994). The ministry of nursing. *Journal of Advanced Nursing, 19*(3), 647-652.

Woodward, V. M. (1997). Professional caring: A contradiction in terms? *Journal of Advanced Nursing, 26*(5), 999-1004.

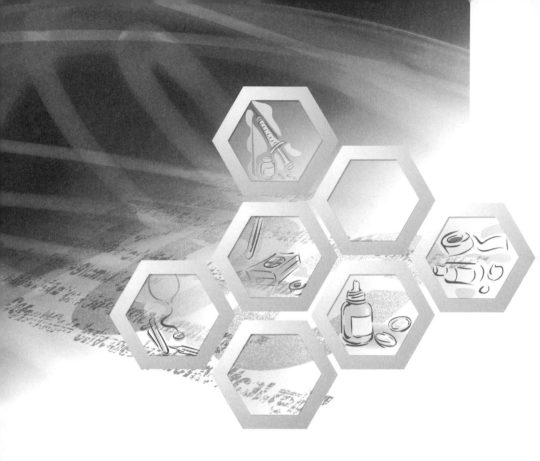

第四章
　　關懷的實踐：新護理倫理學

壹、引　言

　　本論文針對護理實務工作者及護理教育工作者提出一套策略性建議，希望有助於護理臨床決策的落實和護理生命教育的推廣。筆者以應用哲學（applied philosophy）研究者的身分，嘗試與護理專業人員進行跨學科的（crossdisciplinary）對話。對話焦點主要落在專業倫理學（professional ethics）範圍內，其效果則盡可能擴散至一般教育體制中。

　　簡言之，本論文係通過文獻分析，在概念上建構一套有關醫療及照護的衛生保健倫理學（health care ethics）新論述，以補充修正傳統既有論述之不足與偏差。筆者努力建構的專業倫理新論述可名之為「新護理倫理學」，以有別於既有的護理倫理學。既有的護理倫理學在筆者看來，乃是受限於醫學強勢論述的護理倫理學，本論文的目的即是將之顛覆反轉，使護理這半邊天得以翻身，所採納的思維啓蒙及力量泉源則來自人文主義（humanism）和女性主義（feminism）。

　　女性主義並非洪水猛獸般的異端邪說，而是反身而誠式的實踐工夫，她繼承了人文主義下馬克斯主義與民權運動的傳統，企圖破除人類社會三大迷障——階級主義（classism）、種族主義（racism）、性別主義（sexism）——的最後一項。婦女運動和民權運動在過去四十年間風

起雲湧，自西方國家蔓延至全世界，影響深遠。護理此一以女性爲主力、從業人員九成七爲女性的專業，其專業意理（ideology）受到女性主義影響在所難免，本論文願充分凸顯此點，藉以呈現其中的人本精神。

本論文積極建構的新護理倫理學，一方面有助於護理倫理的自主實踐，一方面也有助於傳統生物醫學倫理學（biomedical ethics）的大幅擴充。有容乃大，筆者無意爲護理倫理標新立異，但希望助其獨當一面。護理專業過去處處受制於醫療專業，目前彼此已建立起瞭解與尊重的關係，未來則進一步追求平起平坐的可能。

醫療與護理在目前仍可以說是治療（cure）與照護（care）的分工，二者正是衛生保健專業人力的兩大群體，缺一不可，理當充分合作，相輔相成。本論文著眼於臨床道德困境的反思，據此看出醫療與護理的異中求同、同中存異。專業考量所造成的決策差異，不應讓衛生保健人員忘卻或忽略患者或當事人（client）的痛苦遭遇。有位格（personhood）的人正是本論文的根本關切。

貳、醫學倫理學既有論述

一、小　引

醫學倫理學處理的是醫療活動中的倫理問題，過去

主要探討醫德的規範，因此十分看重醫療人員準則（code）的內容。近三十年隨著醫療科技的發展，重視的焦點逐漸轉移至一些臨床道德困境上。這種把問題重心自醫師道德修養移至醫療道德決策的趨勢，大體上也反映在應用倫理學的興起中。應用倫理學自一九六〇年代末期因爲醫藥科技的快速發展以及越戰的刺激而形成於英美，強調解決問題導向的（problem solving oriented）倫理思考，專業倫理學即屬其中重要課題，醫療及護理專業倫理皆可納入。

二、既有論述的主題

Veatch（1989: 2）指出，醫學倫理學是對於醫學內道德抉擇的分析。雖然他強調其中所考慮的不只包括醫師的抉擇，也涵蓋其他衛生保健專業人員，但他所處理的主要還是醫師最常遭遇的困境。這些困境構成了一連串醫學倫理論述的主題：醫病關係、限制生育、人體試驗、知情同意（informed consent）、遺傳與生殖技術、器官移植、精神醫療、衛生保健資源分配、死亡與臨終等。上述主題可以再歸納爲三大範疇來加以分析：醫師作爲科學家的角色、醫師作爲專業人員的角色，以及醫師作爲服務志業的角色。

就醫師的科學家角色來看，人體試驗、器官移植、生殖技術三項主題均有其可能性與限制。科學家必須從事研究，Capron（1989: 134-135, 145-149）發現，無論是治療性（therapeutic）研究或非治療性研究，只要用人體作

材料，便帶有危險，而管制措施多半來自政府機構。但是隨著技術的改良，像器官移植的手術已變得十分普及，政府可以做的便是對僧多粥少情況下器官捐贈的有效分配加以管制（Garrett, Baillie & Garrett, 1993: 218-219）。至於生殖技術方面，Walters（1989: 205-206）揭示了西方社會的政府保障公民權益之措施。由此可見，醫師的科學家角色實面臨來自外在力量的限制。

就醫師的專家角色來看，限制生育、精神醫療和資源分配三項主題大多仰賴醫師發揮其專業判斷，外人不易參與，但仍有程度之分。Areen（1989: 94-96）描述了避孕及墮胎措施的發展，從宗教權威的禁止到世俗醫療的實行，醫學專業逐漸凌駕了神學專業。精神醫療同樣是掙脫宗教威權下無知情況的改善之道，「瘋子」（lunatics）的界定從罪惡（sinfulness）轉移到病態（sickness），就此納入醫學領域（Kopelman, 1989: 255）。至於經濟考量下的醫療資源分配問題，則是隨著醫療專業和衛生組織的成型而逐漸明顯（Sohl, 1988: 84）。上述三項醫學倫理主題，均與醫師的專家角色之關係密不可分。

而在醫師的服務志業角色方面，可說責無旁貸地涉及醫病關係、知情同意，以及死亡議題。醫病關係早先籠罩在家長主義（paternalism）的氣氛中，近年當事人的權利受到重視，契約主義（contractualism）應運而生，但又面臨德行（virtue）擁戴者的批評（Brody, 1989: 68-78）。平心而論，契約關係的建立多少能讓醫師和當事人的關係對等化、透明化，知情同意即規範了醫師必須尊重當事人

的自主權（Garrett, Baillie & Garrett, 1993: 29-30）。這種自主權甚至可以延伸至居安思危下的預立指示（advance directives）和生前預囑（living will）（Abrams, 1988: 205-206）。凡此種種，皆意味醫師的服務志業角色所面對的乃是完整有血有肉的人，而非割裂分類下的病。

三、論述的歷史及社會考察

　　由以上的醫學倫理學論述可以看出，隨著科技發展與社會變遷，醫師所遭逢的倫理抉擇和道德困境也日益複雜。然而無論是多麼複雜的難題，今日的醫學倫理仍有其歷史淵源，既有的論述多少以此爲基礎而形成。必須說明的是，本論文探討的醫療、護理、倫理等議題，皆扣緊西方世界而發。由於當前臺灣的醫護專業教育幾乎已全盤西化，筆者在此乃是爲正本清源，因此將不涉及東方的醫療系統和倫理論述。

　　西方醫學倫理所承繼的是希波克拉底傳統（Hippocratic tradition），這位西元前五世紀的希臘醫師被推崇爲西方醫學之父，其醫師〈誓言〉（*the Hippocratic Oath*）流傳久遠，至今仍爲許多新進醫師所尊奉。由於〈誓言〉在十世紀左右由阿拉伯地區傳入西方，逐漸吸納了基督宗教倫理思想，遂使此一傳統蔚爲西方醫學的主流（Veatch, 1989: 7-9）。

　　〈希波克拉底誓言〉看重的是醫師個人的醫德，但是醫療體制卻隨著產業革命而變得更有系統和組織。十九世紀初，一位英國著名醫師Thomas Percival撰成一冊《醫學

倫理學》，其內容與〈誓言〉相較，更強調醫師與醫院及
其他衛生保健專業人員的關係。Percival的著作對英語國
家醫學倫理學有所啓蒙，影響極大的美國醫學會在一八四
七年成立時，即楬櫫了一份〈醫學倫理準則〉，要求會員
有所遵循。這份規則經歷五次修訂，近年已改稱〈醫學倫
理原則〉。與此相類似的則有世界醫學會的〈日內瓦宣言〉
和〈國際醫學倫理準則〉，前者在形式和精神上皆直追古
希臘的〈誓言〉（Veatch, 1989: 9-13）。

　　無論是誓言、宣言或準則，多少都會涉及一些具體
的醫療情境，例如〈誓言〉就提到不爲孕婦做流產治療。
而類似的許多具體情境，即構成目前醫學倫理學強調的主
題。這些主題可以放在一些社會性的醫學倫理模式中來考
察。Garrett等三人（1993: 18-23）共列舉了七種醫師角色
的模式以供參照：

- 工程（engineering）模式：像工程師一樣去對付疾
  病。
- 教士（priestly）模式：以掌握性命的專業在道德上
  凌駕患者。
- 協力（collegial）模式：與患者像同僚般共同完成保
  健治療的目標。
- 契約（contractual）模式：通過契約關係並在法律保
  障下進行診療。
- 盟約（covenant）模式：較契約更堅實也更深刻的
  社會責任。
- 企業（business）模式：像經營事業一般去服務患者

並創造利潤。

- 官僚（bureaucratic）模式：受雇於官僚式醫療體制以執行專業。

以上七種模式為考察醫學倫理學既有論述提供了相當寬度的社會背景。

四、論述的哲學考察

前述英國醫師Percival與其後的美國醫學會所提示的醫學倫理規範，蘊涵了一些道德原則。當代醫學倫理學家Beauchamp 和 Childress（1994: 37-38）歸結出廣受重視的生物醫學倫理學四項原則途徑（four-principles approach to biomedical ethics），這四組（cluster）道德原則包括：

- 自主（autonomy）：尊重自主的人所做的決定。
- 無傷（nonmaleficence）：避免對患者造成傷害。
- 增益（beneficence）：為患者帶來福利並調和利益、風險及成本。
- 正義（justice）：將利益、風險及成本予以公平分配。

他們發現，Percival和學會的規範注意到無傷原則和增益原則的重要，卻忽略了自主原則和正義原則，而將後二者納入醫學倫理的考量乃是近年發展的結果。

以道德原則為基礎的理論只是眾多倫理學理論之一，Beauchamp和Childress（1994: 47-109）詳細考察了

八種哲學倫理學理論，它們都可以作為醫學倫理學的基礎。這八種理論簡述如下：

- 功利主義（utilitarianism）：基於後果的理論——行動的對錯乃是根據後果好壞的權衡而定，此即創造最大價值的原則。

- 康德主義（Kantianism）：基於義務的理論——行動不只是本於責任而呈現，更是為了貫徹義務而落實。

- 品格倫理學（character ethics）：基於德行的理論——行動用以彰顯具有德行的品格，並以此來從事各項抉擇。

- 自由個人主義（liberal individualism）：基於權利的理論——行動用以保障個人的權利，包括生命、自由、言論和財產等。

- 社群主義（communitarianism）：基於共同體的理論——行動必須依於公共價值、共同幸福、社會目的、傳統習俗以及合作德行而定。

- 關懷倫理學（ethics of care）：基於關係的考量——行動是針對與他人建立有意義的關係而發，主要在於關懷、信諾、奉獻等。

- 論辯法（casuistry）：基於個案的推理——行動來自對特殊情況的直接瞭解，人們經由對個案的論辯逐漸建立共識。

- 共通道德理論（common-morality theories）：基於原則的理論——行動所根據的是一個社會成員所共同

分享的道德，行事原則即自常識與傳統中衍生。

一般的醫學倫理學大多只言及前三種倫理學理論
（Brody & Engelhardt, 1987: 34-41; Garrett, Baillie &
Garrett, 1993: 2-5; Graber, 1988: 464-473），Beauchamp 和
Childress（1994:100）則強調他們的四項原則理論是去蕪
存精後集大成的觀點，而這些理論皆屬於規範倫理學
（normative ethics）。

五、既有論述擴充的可能與限制

規範倫理學是相對於非規範倫理學而言，後者尚包
括描述倫理學（descriptive ethics）及後設倫理學
（metaethics），此三者形成倫理學的三方構面。由於現有
的醫學倫理學相當偏重規範倫理學方面，筆者認為既有論
述的擴充理應在描述倫理學方面多所著力，結合人文學與
社會科學的力量，以開創新論述的盛景。

概括地說，規範倫理學是為對的或善的行動提供標
準，後設倫理學從事倫理學概念和方法的分析，而描述倫
理學則記錄人們信仰的內容及行動的方式（Beauchamp &
Childress, 1994: 4）。其中前兩項乃為哲學探討，可歸為人
文學研究導向；後一項常散布在心理學、社會學、人類
學、歷史學、政治學、經濟學、法律學等學科中，應屬社
會科學研究導向。

社會科學並非不沾染價值色彩的，它只是不以價值
規範為目的。尤有甚者，社會科學本身即是一個相當分化

的學術範疇，其內部諸學科經常各行其是，難以銜接，因而出現紛歧雜沓的景象（Fiske, 1986: 62）。但是筆者認為沒有定於一尊的學科多元分化並非社會科學的危機，相反的還是它的特色。醫學倫理學既有論述繼承了希波克拉底傳統的醫德規範，但是隨著科技發展的結果，臨床情境與道德規範有時會出現明顯落差，亟待倫理學從其他非規範立場來加以調整修正。

在部分歐美國家中，醫學倫理學家已成為一門專業，這些專家有時服務於醫院的諮詢部門，有時應聘為政府專門委員會的成員。在此情況下，醫學倫理學既屬衛生保健專業的一環，因而在教育訓練過程中，包括實習在內的臨床訓練遂構成一項要求（Hoffmaster, Freedman & Fraser, 1989: v）。一旦醫學倫理學加入了臨床實務，就不再是紙上談兵的學問，而成為真正應用的臨床學科，價值在此必須跟事實碰頭，人文也無可避免地要跟科技對話。筆者主張，醫學倫理學不妨加入社會科學的材料，使其作為科技與人文之間的橋樑。事實上，筆者心目中最適合融入醫學倫理學的社會科學學科便是護理學。

護理學同心理學相彷，有一個看似完整豐富的自然科學構面，但只要護理學主要關切的是「人」而非「病」，就永遠不可能「只是」自然科學。尤有甚者，由於太接近「人」，使她不免帶有社會科學色彩，且自認屬於「人文科學」（human science）。相形之下，醫學所探究的主要為人身上的「病」，這正是醫學倫理學既有論述擴充的一大限制。在這點上，護理對人的關懷與照護，適足以擴充醫學對病的控制與治療。然而護理學畢竟不是醫學的

一部分，她就是她自己（Parse, 1993: 109）。

六、小 結

今日西方醫學倫理學的緣起，可直溯古希臘希波克拉底傳統。傳統醫德主要是對醫師的醫療行為和道德操守作成規範，如今醫學倫理學的重點則落在對一些特定議題的呈現和分析上，但最終目的還是希望有所規範。醫學倫理規範理當包含先驗的（a priori）和後驗的（a posteriori）成分，哲學與科學均可對其提供相當豐富的研究素材。由於目前的論述既偏向醫學又強調哲學分析，筆者建議應著重護理學的議題並納入社會科學考察，以期建構出一套新論述。此一新論述主要有助於護理實務和護理教育的扎根，相信也足以提供醫學倫理學和護理倫理學既有論述反思的課題。

參、護理倫理學既有論述

一、小 引

醫學倫理學常與生物醫學倫理學及生命倫理學相提並論，甚至劃上等號，這是因為醫學科學與生命科學息息相關的緣故。相形之下，護理學卻不那麼偏向生命科學，由是護理倫理學同醫學倫理學或生命倫理學即非一回事

了。Fry（1989: 11-12）曾舉出兩種護理倫理學模式，一種是歸屬在生命倫理學之下而與醫學倫理學平行，一種則是歸屬在倫理學之下而與生命倫理學平起平坐。但無論如何，護理倫理學的確與醫學倫理學有所區隔。然而她若是不經一番大破大立，終究仍未能獨樹一幟。

二、既有論述的例證

護理倫理學不可避免地會與醫學倫理學在關切的主題上有所重疊，尤其是在服務志業方面，護士同樣面臨護病關係、知情同意、臨終關懷等議題。但是護理人員在醫療照護的分工中畢竟與醫師不同，護士所面臨的倫理議題並不見得是醫師的主要關切所在。事實上，護理倫理學既有論述大多仍在討論較抽象的原則、準則、標準等，至於何種具體情境足以構成重大主題並未有定論。以下筆者嘗試自文獻中歸納出三個範疇，並各舉出三項議題作為例證。

就護理人員的臨床所見方面看，藥品期限、嬰兒食品、器官捐贈等，均可構成倫理課題，尤其是國際性議題（Holleran, 1994: 764-765）。藥品的使用皆有一定期限，護士在指導病患用藥時，應注意其時效，有過期藥物應立即停用並向有關單位反映。但在藥品短缺的國家，這種要求並不見得行得通，因此就構成護理人員的道德考驗了。嬰兒食品的問題同樣棘手，廣告宣傳的貴重奶粉和食品不一定好，至少不一定是人人所需，以恰當的食品哺育嬰幼兒才是正途。這一點多得靠護理人員向家長進行親職教育，

尤其在較落後國家更是迫切。落後國家尚且有剝奪或盜用器官換取外匯的情事，護理人員一旦遇到這種情況，就面臨是否要姑息了事的倫理困境。

再就護理人員的工作場所方面看，Holleran（1994:765-766）舉出危險場所、執法場所和不同文化地區三種情況來反思護理人員的處境。南丁格爾所肇始的現代護理原本即緣起於戰場的需要，當今世界上仍有許多地區戰火頻傳，至於國家內部動盪不安更是時有所聞，醫護人員身處其中也可能遭受不幸，此時裹足不前是否有違專業職責？而以執法爲由在監獄中爲犯人進行身體內外檢查又是否侵犯人權？這些都涉及倫理考量。此外有些國家對外國人進行強制性的愛滋病篩檢，反映了文化差異的存在。護理人員在執業時，也必須把這些社會文化因素納入專業取捨的考慮。

最後就護理人員的人際關係方面看，護士和患者或當事人之間、護士和醫師之間，以及護士彼此間，均存在有倫理困境。Benjamin和Curtis（1992: 52）列出護士面對當事人的五種困境：家長心態、隱瞞病情、洩露病情、業務風險、顧此失彼，這些皆是習見之事。而護士認爲醫師對患者缺乏關懷、醫師認爲護士處置失當的情形，更是隨處可見（Benjamin & Curtis, 1992: 87）。論到護士彼此間的張力，Benjamin和Curtis（1992: 131-138）分析了護理實務中個人及結構兩種變數，前者包括不同學歷背景護士的專業意見有所出入，後者包括在醫療體制中職務分派以及依此敘薪的爭議，這些都容易引起同僚間心存芥蒂。

三、論述的歷史及社會考察

護理倫理學的重要議題並不止於前述所論者，其他如愛滋病防治（Forrester, 1994: 727-729）、虐待兒童（Cowen, 1994: 732-740）等社會問題，皆要求護理人員充分反省自身所扮演的角色。不過護士最關鍵的角色必須是一個專業人員，隨之而來的才是專業倫理的考量。從歷史上看，護理倫理學的發展，始終伴隨著護理學的專業化而前進（Viens, 1989: 49）。

根據Viens（1989:45-49）的編年史研究，以美國護理學會爲主的護理倫理學既有論述，在整個二十世紀雖不斷有所更迭，大體上仍是圍繞著倫理準則而發展，一九八五年版的〈護士準則〉中更明文列出護理人員從事倫理判斷時必須遵循的八項普遍道德原則。相形之下，美國醫學會一九八〇年的〈醫療倫理原則〉雖然也列出七大原則，卻在一九八四年的相關文件〈法律評議會當前意見〉中，對特定的倫理及法律議題，例如墮胎、人工受孕、器官移植等詳加規範（Brody & Engelhardt, 1987: 389-393）。

現代護理學自南丁格爾開其端，至今大約一個半世紀；而護理學發展理論以成爲一門科學，則是近半世紀的事（Meleis, 1991: 25）。護理與醫療功能互補，但兩者畢竟不同。然而近年美國政府有意在一些衛生保健計畫中，對護理人員進行再教育（advanced training），以取代（replace）醫師來降低成本。這種角色錯置的作法招致護理學者的反彈，更激起她們認眞評估本身學科的專業特質

（Parse, 1993: 109）。

護理專業的角色正在不斷轉型中，其所遭逢的倫理判斷亦隨之變遷，Garrett等三人（1993: 23-25）分析了三種護理倫理模式：

- 官僚模式：護士在醫療體制中必須照章行事，並聽從醫師的指示，其與患者的關係是限制於團隊中而非個人性的。
- 支持醫師（physician advocate）模式：護士是醫師的延伸和左右手，醫護關係雖較爲和諧，但護士與患者仍然疏遠。此一模式與官僚模式同樣無視護理爲一專業。
- 支持患者（patient advocate）模式：護士在醫療照護團隊中，以患者的利益爲首要考量而做成決策，有時甚至會與醫師及行政當局意見相左，仍應擇善固執。

很明顯的，只有最後一種倫理模式，方能凸顯護理在社會上所表現的專業精神：利他而不利己、獨立但不孤立、協調卻不妥協。

進一步考察，護理實務若要合乎倫理，還必須把當事人的文化背景和價值信念納入考慮。護理人員本身必須自覺地揚棄個人的民族優越感和價值偏見，例如歧視異族、嫌惡年長者及同性戀者等心理都應該收斂，以免照護的職責打了折扣（Eliason, 1993: 225-226）。

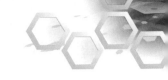

四、論述的哲學考察

　　護理倫理學希望與醫學倫理學有所區別，最常見的策略便是強調「關懷」的重要，以有別於「治療」。像國際護理協會、美國護理學會的〈準則〉中均提及「關懷」，而美國醫學會卻喜言「醫療服務」，這多少反映了二者取向的差異。

　　高舉「關懷」旗幟的護理學者，有的主張護理倫理學應奠基於傳統看重照護的道德感（moral sense）之上而

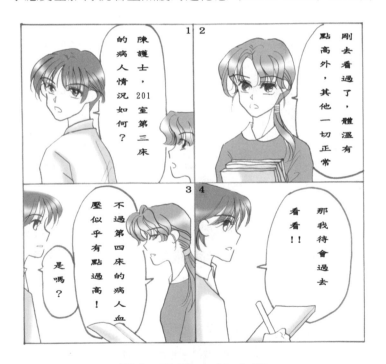

醫師與護士的交談

非倫理理論中（Bishop & Scudder, 1987: 42-43），有的則更進一步釐清關懷是積極有為的利他主義（altruism）而非自我犧牲或相互依賴（Smith, 1995: 787）。但是也有學者卻懷疑關懷倫理在護理之中不一定站得住腳，因為關懷尚未構成一種道德價值和一套倫理標準（Fry, 1988: 48）。然而 Fry（1989: 14-15）還是肯定關懷作為護病關係中的信諾（commitment），是與護理專業的倫理性及社會性理想緊密聯繫的，她因此希望建立起一套護理倫理學理論。

　　如果要在策略上凸顯關心的重要，尚須將之與婦道（womanhood）加以辨明。因為過去護理常被視為「女性的工作」，這就出現了「照護別人的責任」與「以關懷為理由的自我控制之權利」二分立場，女性自主權似乎與專業的社會責任不易並存（Reverby, 1987: 5）。以關懷為主要實踐的護理倫理學，唯有將利他主義和自主加以融合，方能維繫倫理實踐於不墜。

　　自主是美國護理學會倡議的八項普遍道德原則之一，〈準則〉所列舉的最基本原則是尊重人身（respect for persons），另外六項分別為增益、無傷、誠實（veracity）、守密（confidentiality）、忠實（fidelity），以及正義。其中自主、增益、無傷、正義四項，正是前述生物醫學倫理學四大原則，由此可見護理倫理學與醫學倫理學既有論述的相關性。

　　護理和醫療原本即是在工作崗位上互補的兩門專業，其專業倫理相似又重疊並無可厚非。但是護理倫理規範在上世紀初注重的是護士在醫院和病患家中的禮儀

（etiquette），一九二〇年代至五〇年代間則要求服從醫師、忠於醫囑並不得從事治療活動，直至六〇年代以後始表示要和諧相處（Viens, 1989: 45-49）。體認到醫護關係需要在專業上相互尊重既然是相當晚近的事，想在專業倫理規範上充分反映此點並不容易。倒是這些抽象的專業倫理原則可以落實下來，成為考察護士與患者互動時彼此之間是否存在著某種約定（agreement）的標準。Husted 和 Husted（1995: 37-38）認為人際約定乃是倫理互動的基礎，他所預設的六項標準即是自律、自由、誠實、隱私、增益和忠實。

五、既有論述擴充的可能與限制

前面論及護理倫理學若想與醫學倫理學有所區隔，凸顯關懷的價值不失為一可行策略。Salsberry（1994: 16-18）把這種努力擴充到護理哲理（nursing philosophy）層面來看，她提出三個有關護理哲理價值成分的問題：

- 傳統倫理價值的角色：這是有關各種指引護病關係基本價值的問題。西方主要的傳統是個人主義式的「自主典範」，然而一旦碰上對慢性病人的長期照護，此一價值系統就不免顯得捉襟見肘了。
- 關懷的位階：這是有關關懷作為一種倫理價值所處位置的問題。關懷究竟是護理學科的基本價值還是凌駕一切價值？護理人員對此在概念上仍莫衷一是，有必要從護理實務的哲學基礎之釐清中加以解

決。

- 從業人員的品格：這是有關正在加入與已經置身護理此一行業者個人品格的問題。雖然護理界在過去二十年已不再提倡專業價值，然而有些價值例如正直、誠實等，仍不斷在教育訓練中被培育和要求。

這三個問題把有關關懷的論述之多重背景呈現出來，使得學者可以在更廣闊、更清晰的脈絡下思索關懷的意義。

強調關懷絕不能變成空中樓閣，而要落實在現實環境中多所發揮，這般落實的工夫，正是為護理倫理學打下堅固的基礎。Yarling 和 McElmurry（1986: 63-73）主張以社會改革的方式來重整醫院，使護理人員擁有較多的自主權力，方能有效推動關懷的理想；護理倫理在此成為社會倫理。Bishop和Scudder（1987: 34-43）則認為護理倫理起始於深植在實務之中的道德感，用以居中調和醫師的權威、病患的權利和醫院的僚氣；護理倫理在此成為中庸之道。Cooper（1988: 48-59）對上述作法表示不足，強調護理倫理必須建立在護士和患者之間的盟約關係中。這種關係所固有的即是「忠實」的概念，此一概念理想上是由互助（mutuality）、互惠（reciprocity）以及照護三者所形塑出來的；護理倫理在此成為類似宗教的情操。

為護理倫理學奠基的努力不斷在進行，Packard和Ferrara（1988: 60-62）分析了找尋護理道德基礎的致知之道（ways of knowing），發現各種努力事先都需要清楚地瞭解護理的理念。醫療是科學也是技術，護理究竟是什

麼？這或許可以從護理本身的致知之道來考察。Carper
（1992: 76-77）主張經由四種致知基本形態而產生各種護
理知識：經驗知識、倫理知識、個人知識、美學知識，
White（1995: 83-85）再添上重視脈絡性（context）的社
會政治知識。正是這種強調脈絡性的致知形態，突破了既
有論述的限制，使得護理專業及其專業倫理學有可能步上
海闊天空的途徑。

六、小　結

護理倫理學不等於醫療倫理學，也不包括在後者之
內，理想上二者應該是平等互惠的。然而由於護理學至今
仍無法與醫學平起平坐，甚至在理論和實務上都依舊受到
醫學宰制。護理當然不能完全無視醫療的存在，但是在專
業倫理學論述中讓醫療倫理學退居二線，進而凸顯護理本
身的需求並無不可。一種具有革新精神的護理倫理學或許
就此應運而生，以下筆者即嘗試建構起這樣一種新論述，
她來自對護理理論與實務的社會政治脈絡之反省及呈現。

肆、護理倫理學新論述的建構

一、小　引

新護理倫理學是相對於傳統護理倫理學而言的。傳

統論述受制於醫學倫理學的強勢論述，難以表現護理專業的主體性（subjectivity）。一門專業學科主體性的呈現，必須把整個專業領域放在「權力／知識」連結體的觀點下方能清晰考察。新護理倫理學伴隨著新護理學的出現而可能，新護理學是肯定「主觀知識知識學」、立足「社會科學方法學」、運用「質性研究方法」的護理學術和實務。揭示新護理專業以及與之相伴的新護理倫理學同醫療專業及醫學倫理學大異其趣的作法，並非標新立異，而是具體反映時代轉換、社會變遷和思潮推陳出新。

二、新論述的歷史及社會背景

新論述有著以「護理為主、醫療為輔」的意義，即護理觀點自主地接納或擱置醫療觀點。新護理倫理學可以自由取捨傳統醫學倫理學論述以為己用，而非處處遷就來自醫療界的強勢聲音。這種拆解顛覆傳統立場的作法和精神是十分後現代的（postmodern）。

Reed（1995: 70-80）對後現代主義在護理學發展過程中的影響進行檢視，她發現後現代主義促使護理學者注意到脈絡的重要；一旦專業實務構成護理的脈絡時，照護過程、照護系統以及護病關係等課題，就會不斷引起學者反思。後現代主義原本只是一種興起於一九六〇年代法國文學界的創作觀點或知性風格，反對整齊劃一的現代主義傳統。當其影響力擴散到科學界以後，就開始向科學論述背後具有單一、超越意義的實在（reality）挑戰，從而動搖了經驗科學定於一尊的地位。這種質疑權威壟斷、強調

多元意義的態度，無疑為護理學掙脫醫學的束縛，帶來極大的啓發和動力。

後現代主義看重脈絡，主張世界觀的多樣性（diversity），爲護理學在科學活動中預留了不少空間。但是護理學者眞正大步向前，還是受到後結構主義（poststructuralism）和女性主義的激勵。也是興起於法國的後結構主義思想，企圖打破知識發展的結構性限制，這使得護理學術的研究典範趨於多元（Dzurec, 1989: 76），而從事研究、發展知識都必須通過理論化的過程。

Reed（1989: 6-8）追隨南丁格爾的理念，把護理朝向科學探究的努力形容爲一種專業倫理價值的「使命」（calling）。這種倫理價值指引著專業發展的方向，甚至比一些基本道德原則還重要。她並進一步肯定知識可以作爲社會政治性的力量，來擇善固執地促進人類健康。在後結構主義「權力／知識」聯結體的觀點下，把「知識即力量」導向好的結果、善的一面，的確需要倫理價值的指引。

從宏觀的歷史及社會面來看，西方思想自希臘時期以降即是以知識來導引道德的。蘇格拉底式「知德合一」的傳統，標幟著以釐清事實來開顯價值的理想，至今未減。雖然有很長一段時間，西方的倫理價值是交給宗教信仰去安頓，但是世俗化以後的宗教力量已大不如前。而近兩百年科學學科不斷分化的結果則是劃地自限，片面的知識難以對道德全盤把握，只好連倫理學一併分化，專業倫理學因此應運而生。

專業倫理學伴隨專業學科而存在，像沒有護理學就

沒有護理倫理學，道德仍落在知識之後。而如前述把科學知識探究當作專業倫理使命的說法，無疑是一種觀點反轉。在此類反轉下，價值的反思與肯定可以指引事實的揭露與認定。女性主義對護理學而言，即屬具有指引學科發展方向功能的價值觀點。

三、新論述的哲學背景

一九六〇年代是一個新思潮落地生根的時代，後現代主義、後結構主義、女性主義、應用倫理學、新科學哲學等，大多在當時那片夾雜著越戰、民運、學運、文革、登月、嬉皮的土壤裏逐漸萌芽滋生。由於受到這些新思潮的衝擊和挑戰，部分傳統學術及知識頓時顯得窮於應付而紛紛改弦更張，這點在人文學與社會科學界最為明顯，自然科學界裏與人有關的生命科學和醫學科學同樣受到影響，護理學亦在其中。

護理學家自五〇年代起在美國開始建構理論，以期樹立一門「護理科學」，這種情況於六〇年代間達到顛峰（Meleis, 1991: 32-38）。然而在七〇年代以前的理論建構仍受制於單一的醫學典範，此後面臨新思潮衝擊始見另類觀點出現，並逐漸形成多元新典範（Parse, 1987: 3-4）。護理學所受到新思潮的影響最先來自科學哲學，「典範轉移」（paradigm shift）即是其中重要概念。

簡單地說，「典範」乃是一個科學共同體成員所擁有的團體信念（group commitments）（Kuhn, 1970: 181-187）。新思潮出現以前，許多學科都在維護或追求單一典

範，自此則邁入多元典範甚至海闊天空（anything goes）的後現代。在解構（deconstructed）威脅下的各科學共同體，此時也不得不認眞考慮迎接具有強烈批判性的新觀點，其中女性主義思想即在八○年代以後日漸被護理學所吸納。

護理學者眼中的女性主義大體分爲三種觀點：自由的（liberal）、文化的（cultural），以及基進的（radical）；自由的觀點爭取女男平等，文化的觀點強調女男有別，基進的觀點則堅持女男抗爭（Doering, 1992: 26）。當她們採取基進觀點並結合具有顛覆色彩的後結構主義，就形成女性主義後結構主義的護理學哲學論述，Dickson（1990: 24）歸結出六項論點：

- 有一種基於社會、歷史和政治性且依性別分化而存在的主體性。
- 由此產生權力並通過知識運作而增強現存權力關係。
- 知識是在一個歷史、社會及政治的脈絡中開展。
- 權力經常使用在對抗的關係中。
- 改變因爲權力與抗拒間的平衡並非固定的而有可能。
- 知識會出錯且會改變。

Doering（1992: 27-31）將這些論點印證於處在護理學／醫學權力關係中的護理知識發展，進而主張以不同於醫學的致知之道來改變眼前的權力關係。至於隨新護理學

而來的新護理倫理學，Liaschenko（1993: 80）則認為其必須是女性主義倫理學。

四、新論述的內涵

醫學倫理學既有論述，可以分為基礎論述和主題論述兩方面。前者探討倫理理論和原則，例如義務論、自律等；後者則探討臨床情境和特定主題，例如醫病關係、限制生育等。這樣的分化，大體上反映了美國醫學會將倫理原則和法律意見分別印成文件發布的處理方式。相形之下，護理倫理學既有論述，似乎只有一些明文列舉的原則可以依據，尚未形成公認的重大議題。不過這並不表示護理倫理學不夠落實，而無寧只是呈現了她在追隨醫學模式的趨勢。

既然過去四分之一世紀已有不少護理學家嘗試從理論層面建構一門不再受醫學科學框限和宰制的護理科學，則與之相互呼應的護理倫理學也無須繼續追隨醫學模式。筆者綜合前面所討論者，在此更要強調新護理倫理學的三項特點：

- 新倫理學是以護理為主、醫療為輔的護理倫理學。醫療議題在其中並未被忽略，但僅得取捨以為護理所用，不應限制護理觀點的發展。
- 新倫理學是真正落實知德合一的學問。她非但不是伴隨護理學而生，有時反倒是指引護理學開展的先行價值系統，讓知識建構成為一種倫理活動。

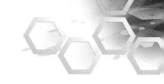

第四章 關懷的實踐：新護理倫理學

- 新倫理學不只是規範的，也是描述的；不只是哲學，也是科學。知識和道德在此可以相互爲用，以破解不斷出現的權力／知識宰制關係。

而能夠充分支撐這三項特點的護理專業意理，即是人文主義和後結構主義下的女性主義。

Miller（1991: 43-44）指出，把護理專業放在性別角色和女性主義的脈絡中來考察最爲適當，乃是許多護理學者的共通看法。她還提出兩項基本假定，用以將女性主義意理作爲護理科學的基礎：

- 護理專業人員絕大多數爲女性，且在社會文化上被視爲陰性（feminine）專業。
- 護士在照護的必要工作上涉及一個女性的、服務導向的、人本的，以及養育的（nurturing）角色。

既然照護是護理人員日常生活體驗，則與之相呼應的倫理價值內涵就應該以其爲重心。Huggins 和 Scalzi（1988: 43）於是舉出女性主義學者 Carol Gilligan 的關懷倫理學與男性學者Lawrence Kohlberg的正義倫理學相對照。Gilligan 和Kohlberg同樣希望爲人類道德發展奠定基礎，Kohlberg 的立場繼承了西方道德哲學的悠久傳統，Gilligan卻發出了不同的聲音。時至今日，女性主義早已形成風起雲湧之勢，其所發出的聲音在倫理學或道德哲學領域中，的確不應繼續被忽視（Blum, 1993: 64）。

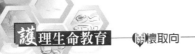

五、新論述作為既有論述整合 與擴充的意義

　　根據Liaschenko（1993: 73-74）的考察，第一本真正論及護理倫理學議題的著作《護理實務中的倫理困境》，由Anne Davis 與 Mila Aroskar 合著，在一九七八年問世，護理倫理學此一學科至此才算正式形成。該書的貢獻是把醫學倫理學的基本論述和主題論述介紹給護理界，並把其中的倫理困境放在護理脈絡中來思考。該書同時還強調護理學在整個衛生保健活動中有其獨到的立場和觀點，因此護理倫理學不能化約為（not reducible to）醫學倫理學。尤有甚者，該書更討論到護理實務所遭受的制度性壓迫，預示了女性主義批判的出現。

　　著名的護理理論家Jean Watson於一九八九年在出席美國護理研究院年會所作的主題演講中，開宗明義便一針見血地指出，當今衛生保健系統所存在最大的結構性問題即為父權（patriarchy）宰制。接下去她所大聲疾呼的則是推動一場女性主義和平革命，以期扭轉整個社會對護理的成見，進而影響衛生政策（Watson, 1990: 62-64）。

　　Watson所期待的是一場意識革命，也就是促使世人對女性從事照護活動的看法做一徹底改變，因為大部分人對護理的成就實在是視而不見的（invisible）。然而推動革命還是要從護理界本身做起，Meleis（1990: 111）建議採用一些女性主義知識學原則（epistemological princi-ples），來對有關健康的議題從事理論建構，進而指引實

務，這些原則包括：

- 探討有關性別以及整個社會生活所呈現缺乏性別感的基本狀況之意義。
- 考慮將意識覺醒（consciousness raising）作爲研究與臨床實務上一種中心的、特別的方法學工具。
- 把界定理論家、研究者、臨床人員的角色之工作也納入理論建構中。

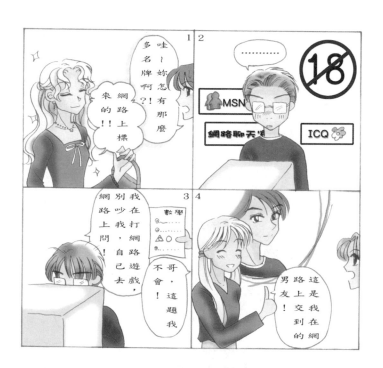

多元社會的e化青丰

　　明顯地，上述原則具有強烈反身而誠的特質，將之用於理論建構以作為實務指引，不免帶有主觀色彩，但這正是新論述的獨到意義。

　　凸顯女性主體的護理倫理學新論述，乃是對醫學倫理學及護理倫理學既有論述的整合與擴充，其意義在於知德合一，即打破知識與道德、事實與價值、客觀與主觀、科學與人文等二分的壁壘。女性主義認為源自古希臘的二分法（dichotomy）哲學多少帶有男性偏見，必須慎用（Gatens, 1991: 92-94）。護理倫理學在此不是追隨護理學的二階（second order）學問，而是護理學的一部分，是其真諦所在。護理學作為一門有關關懷的科學，充滿著對人的位格以及對人本主義的信念，科學研究的目的正是反映這些信念（Gortner, 1990: 102）。

六、小　結

　　身處接納多樣性、拓展多元化的後現代社會，面臨「權力／知識」所帶來的後結構衝擊，以女性為主力的護理專業向具有反省、批判、革新能力的女性主義求緣，是十分恰當的社會實踐和發展策略。在筆者看來，以關懷為核心概念與價值、屬於護理學一部分的護理倫理學，其最佳實踐場域可說是人類的性愛活動和生死情境。女性主義對性愛議題討論，有待進一步推敲。至於生死議題的探究，除了女性主義有所助益外，以人文主義為基礎的宗教

情懷也值得關注。護理其實有著相當深厚的宗教背景，這一點在今日非常值得復興與發揚。

伍、結 語

　　本論文嘗試建構一種接納女性主義啟蒙、堅持人文主義精神的新護理倫理學，以有別於深受醫學倫理學影響的既有護理倫理學。新論述的特色是在女性主義洗禮下，肯定關懷為理論典範，從倫理的立場回頭去規範護理學的發展。以價值導正知識，以人文指引科學，正是筆者積極倡議的專業意理及義理（ideology and philosophy）。

　　護理專業不是為知識而知識、為科學而科學，她是以照護病患為己任、置個人苦樂於度外的。關懷並非女性專利，但護理人員絕大多數為女性則是事實。新護理倫理學以關懷為典範，必須避免落入一些可能出現讓女性及個人為難的道德陷阱，Pinch（1996: 84-87）的建議是使其兩性化（androgyny）和政治社會化，McFarlane（1988: 13-19）把關懷理念還原到基督宗教傳統中，Kitson（1988: 30-31）以區分令患者覺得較好（feeling better）和變得較好（getting better）來說明照護和醫療的互補，Keeling（1996: 131）則從護理學史中找出照護不必然與醫療對立二分的例證。由此可見，熔人文與女性、科學與宗教、醫療與照護於一爐的新護理倫理學，較之傳統論述更能因應護理專業在當前及未來的需要。

新護理倫理學的實踐，首先寄望護理專業人員擁有一份開放的心靈（open-minded），以迎接多元價值時代的到臨。這並非來者不拒，而是擇善固執。護理學界有人對後現代主義相當不以爲然（Kermode & Brown, 1996: 378-383），但這並無損女性主義對女性健康的格外關注（Stern, 1996: 159-160）。有人認爲男性必須謙遜地站在前女性主義立場（pro-feminist position），方能詮釋女性體驗（Porter, 1996: 23-26）；也有人相信把握女性主義要求與男性平起平坐的精義，始得讓護理擺脫在婦女圈（women's sphere）的群聚化（ghettoization）（Valentine, 1996: 104-105）。凡此種種，皆意味著新論述已無法定於一尊，必須用更包容的態度才有可能具體實踐。

新論述的實踐不是偏向家長主義式的普遍敘事（general narrative）或消費者主義（consumerism）式的個人敘事，而是執中道而行所建立的關係敘事，並誠心面對護病關係中的不穩定性（Gadow, 1996: 8-9）。簡言之，對話溝通與盡力瞭解十分重要，這不止用在護病關係的倫理實踐中，更可及於護醫關係、護護關係和護生關係。

二十一世紀的護理面臨了政治和經濟市場的嚴峻挑戰（Hadley, 1996: 6-10），專業的技術面要求和衝擊更與日俱增（Barnard, 1996: 440），如何實踐本論文通過新護理倫理學的建構所倡議的「知德合一」，將是護理實務與護理教育的重大課題。

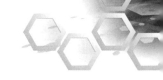

參考文獻

Abrams, F. R. (1988). Advance directives: When the patient cannot com-
municate. In J. F. Monagle & D. C. Thomasma (Eds.), *Medical
ethics: A guide for health professionals* (pp. 205-208). Rockville,
Maryland: Aspen.

Areen, J. (1989). Limiting procreation. In R. M. Veatch (Ed.), *Medical
ethics* (pp. 93-123). Boston: Jones and Bartlett.

Barnard, A. (1996). Technology and nursing: An anatomy of definition.
International Journal of Nursing Studies, 33(4), 433-441.

Beauchamp, T. L., & Childress, J. F. (1994). *Principles of biomedical
ethics* (4th ed.). New York: Oxford University Press.

Benjamin, M., & Curtis, J. (1992). *Ethics in nursing* (3rd ed.). New York:
Oxford University Press.

Bishop, A. H., & Scudder, J. R. (1987). Nursing ethics in an age of contro-
versy. *Advances in Nursing Science, 9*(3), 34-43.

Blum, I. A. (1993). Gilligan and Kohlberg: Implications for moral theory.
In M. J. Larrabee (Ed), *An ethic of care: Feminist and interdisciplinary
perspectives* (pp. 49-68).New York:Routledge.

Brody, B. A., & Engelhardt, H. T., Jr. (1987). *Bioethics: Readings &
cases.* Englewood Cliffs, New Jersey: Prentice-Hall.

Brody, H. (1989). The physician / patient relationship. In R. M. Veatch
(Ed.), *Medical ethics* (pp. 65-91). B0oston: Jones and Bartlett.

Capron, A. M. (1989). Human experimentation. In R. M. Veatch (Ed.),
Medical ethics (pp. 125-172). Boston: Jones and Bartlett.

Carper, B. A. (1992). Philosophical inquiry in nursing: An application. In
J. F. Kikuchi & H. Simmons (Eds.), *Philosophic inquiry in nursing*
(pp. 71-80). Newbury Park, California: Sage.

Cooper, M. C. (1988). Covenantal relationships: Grounding for the nursing
ethic. *Advances in Nursing Science, 10*(4), 48-59.

Cowen, P. S. (1994). Child abuse: What is nursing's role? In J. C. McCloskey & H. K. Grace (Eds.), *Current issues in nursing* (4th ed.) (pp. 731-741). St. Louis: Mosby.

Dickson, G. L. (1990). A feminist poststructuralist analysis of the knowledge of menopause. *Advances in Nursing Science, 12*(3), 15-31.

Doering, L. (1992). Power and knowledge in nursing: A feminist poststructuralist view. *Advances in Nursing Science, 14*(4),24-33.

Dzurec, L. C. (1989). The necessity for and evolution of multiple paradigms for nursing research: A poststructuralist perspective. *Advances in Nursing Science, 11*(4), 69-77.

Eliason, M. J. (1993). Ethics and transcultural nursing care. *Nursing Outlook, 41*(5), 225-228.

Fiske, D. W. (1986). Specificity of method and knowledge in social science. In D. W. Fiske & R. A. Shweder (Eds.), *Metatheory in social science: Pluralisms and subjectivities* (pp. 61-82). Chicago: The University of Chicago Press.

Forrester, D. A. (1994). The evolving HIV-AIDS pandemic: A study in stigmatization and its ethical challenges for nursing. In J. C. McCloskey & H. K. Grace (Eds.), *Current issues in nursing* (4th ed.) (pp. 725-730). St. Louis: Mosby.

Fry, S. T. (1988). The ethic of caring: Can it survive in nursing? *Nursing Outlook, 36*(1), 48.

Fry, S. T. (1989). Toward a theory of nursing ethics. *Advances in Nursing Science, 11*(4), 9-22.

Gadow, S. (1996). Ethical narratives in practice. *Nursing Science Quarterly, 9*(1), 8-9.

Garrett, T. M., Baillie, H. W., & Garrett, R. M. (1993). *Health care ethics: Principles and problems* (2nd ed.). Englewood Cliffs, New Jersey: Prentice-Hall.

Gatens, M. (1991). *Feminism and philosophy: Perspectives on difference and equality*. Cambridge: Polity.

Gortner, S. R. (1990). Nursing values and science: Toward a science philosophy. *Image: Journal of Nursing Scholarship, 22*(2), 101-105.

Graber, G. C. (1988). Basic theories in medical ethics. In J. F. Monagle & D. C. Thomasma (Eds.), *Medical ethics: A guide for health professionals* (pp. 462-475). Rockville, Maryland: Aspen.

Hadley, E. H. (1996). Nursing in the political and economic marketplace: Challenges for the 21st century. *Nursing Outlook, 44*(1), 6-10.

Hoffmaster, B., Freedman, B., & Fraser, G. (1989). Preface. In B. Hoffmaster, B. Freedman, & G. Fraser (Eds.), *Clinical ethics: Theory and practice* (pp. v-vii). Clifton, New Jersey: Humana.

Holleran, C. A. (1994). What are the ethical issues from a worldwide viewpoint? In J. C. McCloskey & H. K. Grace (Eds.), *Current issues in nursing* (4th ed.) (pp. 763-767). St. Louis: Mosby.

Huggins, E. A. & Scalzi, C.C.(1988). Limitations and alternatives: Ethical practice theory in nursing. *Advances in Nursing Science, 10*(4),43-47.

Husted, G. L., & Husted, J. H. (1995). *Ethical decision making in nursing* (2nd ed.). St. Louis: Mosby.

Keeling, A. W. (1996). Care versus cure-Examining the dichotomy through a historical lens. *Journal of Professional Nursing, 12*(3), 131.

Kermode, S., & Brown, C. (1996). The postmodernist hoax and its effects on nursing. *International Journal of Nursing Studies, 33*(4), 375-384.

Kitson, A. (1988). On the concept of nursing care. In G. Fairbairn & S. Fairbairn (Eds.), *Ethical issues in caring* (pp. 21-31). Hants, England: Avebury.

Kopelman, L. M. (1989). Moral problems in psychiatry. In R. M. Veatch (Ed.), *Medical ethics* (pp. 253-290). Boston: Jones and Bartlett.

Kuhn, T. S. (1970). *The structure of scientific revolutions* (2nd ed.). Chicago: The University of Chicago Press.

Liaschenko, J. (1993). Feminist ethics and cultural ethos: Revisiting a

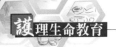

nursing debate. *Advances in Nursing Science, 15*(4). 71-81.

McFarlane, J. (1988). Nursing: A paradigm of caring. In G. Fairbairn & S. Fairbairn (Eds.), *Ethical issues in caring* (pp. 10-20). Hants, England: Avebury.

Meleis, A. I. (1990). Being and becoming healthy: The core of nursing knowledge. *Nursing Science Quarterly, 3*(3), 107-114.

Meleis, A. I. (1991). *Theoretical nursing: Development and progress* (2nd ed.). Philadelphia: J.B. Lippincott.

Miller, K. L. (1991). A study of nursing's feminist ideology. In R. M. Neil & R. Watts (Eds.), *Caring and nursing: Explorations in feminist perspectives* (pp. 43-56). New York: National League for Nursing.

Packard, J. S., & Ferrara, M. (1988). In search of the moral foundation of nursing. *Advances in Nursing Science, 10*(4), 60-71.

Parse, R. R. (1987). Paradigms and theories. In R. R. Parse (Ed.), *Nursing science: Major paradigms, theories, and critiques* (pp. 1-11). Philadelphia: W. B. Saunders.

Parse, R. R. (1993). Nursing and medicine: Two different disciplines. *Nursing Science Quarterly, 6*(3), 109.

Pinch, W. J. (1996). Is caring a moral trap? *Nursing Outlook, 44*(2), 84-88.

Porter, S. (1996). Men researching women working. *Nursing Outlook, 44*(1), 22-26.

Reed, P. G. (1989). Nursing theorizing as an ethical endeavor. *Advances in Nursing Science, 11*(3), 1-9.

Reed, P. G. (1995). A treatise on nursing knowledge development for the 21st century: Beyond postmodernism. *Advances in Nursing Science, 17*(3), 70-84.

Reverby, S. (1987). A caring dilemma: Womanhood and nursing in historical perspective. *Nursing Research, 36*(1), 5-11.

Salsberry, P. J. (1994). A philosophy of nursing: What is it? What is it not? In J. F. Kikuchi & H. Simmons (Eds), *Developing a philosophy of nursing* (pp. 11-19). Thousand Oaks, California: Sage.

Smith, A. (1995). An analysis of altruism: A concept of caring. *Journal of Advanced Nursing, 22*, 785-790.

Sohl, P. (1988). Financing of medical services and medical ethics. In G. Mooney & A. McGuire (Eds.), *Medical ethics and economics in health care* (pp. 73-89). Oxford: Oxford University Press.

Stern, P. N. (1996). Conceptualizing women's health: Discovering the dimensions. *Qualitative Health Research, 6*(2), 152-162.

Valentine, P. E. B. (1996). Nursing: A ghettoized profession relegated to women's sphere. *International Journal of Nursing Studies, 33*(1). 98-106.

Veatch, R. M. (1989). Medical ethics: An introduction. In R. M. Veatch (Ed.), *Medical ethics* (pp. 1-26). Boston: Jones & Bartlett.

Viens, D. C. (1989). A history of nursing's code of ethics. *Nursing Outlook*, 7(1), 45-49.

Walters, L. (1989). Genetics and reproductive technologies. In R. M. Veatch (Ed.), *Medical ethics* (pp. 201-228). Boston: Jones and Bartlett.

Watson. J. (1990). The moral failure of the patriarchy. *Nursing Outlook, 38*(2), 62-66.

White, J. (1995). Pattern of knowing: Review, critique, and update. *Advances in Nursing Science, 17*(4), 73-86.

Yarling, R. R., & McElmurry, B. J. (1986). The moral foundation of nursing. *Advances in Nursing Science, 8*(2), 63-73.

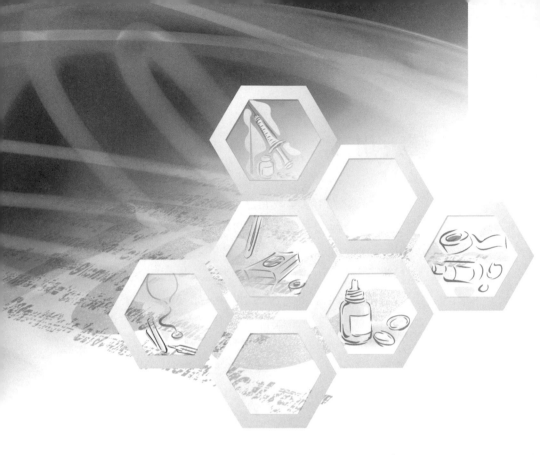

第五章
開展以性別教育與生命教育
為主題的護理通識教育

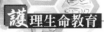

壹、引 言

　　本論文針對護理教育工作者提出一套策略性建議，希望有助於護理通識教育的推廣。筆者以護理學哲學（philosophy of nursing）研究者的身分，嘗試與護理專業人員進行跨學科的對話。筆者相信這樣的對話，將有助於對人生兩大核心議題——性別與生命——的教育推廣。

　　性別教育與生命教育乃是傳統性教育與死亡教育的革新及擴充。傳統性教育太偏向生物醫學科學，而死亡教育又多以社會科學為依歸。筆者主張，大專護理通識教育，可以取性別與生命作為教學主題。在以性別與生命為主題的通識教育中，融入人本精神和人文內涵。人本教育是為培養能夠自我實現的人，通識教育則為培養有修養的或受過教育的人（an educated person）（Gaff, 1991: 12）。將二者結合，有助於護生增進通識修養，進而省視與個體和群體息息相關的性別與生命議題。

貳、性別教育：對性教育的反思

　　傳統性教育是以性學（sexology）為基礎的健康教育，對社會自有其貢獻。筆者在此係藉對傳統觀點的反思，開展一套新的通識教育策略。新的性別教育是以性別

學（gender studies）爲基礎的人本教育，相信可以補充傳統觀點與作法的不足。

一、性學的發展

性學探究的是性和性事（sexuality），初步可分爲理論性學和實踐性學兩部分；前者對性從事系統化及分析式的思考，後者則對性功能失調進行診治。本論文探討的議題集中在理論性學方面。而理論性學又可分爲思辨（speculative）性學與描述性學兩種途徑；前者對性行爲和性態度的本質提出假說並予測試，後者則對性行爲和性態度進行大量的資料蒐集及記錄。由於人類性事牽涉甚廣，可以在生物醫學科學、社會科學、人文學等不同知識範疇中加以探討，性學因此呈現出多學科（multidiscipli-nary）形貌的特質。

根據 Posner（1992: 13-36）的歷史與社會考察，西方性學最早文獻乃是柏拉圖的〈饗宴〉（*Symposium*）。此篇對話錄處理的是有關情色的愛欲（eros），有別於一般的情愛（philia）。尤有甚者，柏拉圖強調的是男性之間的情愫，但這點在他的晚年作品〈法律〉（*Laws*）之中卻被限制不得有身體交媾。禁欲主義（asceticism）的出現，區分了性與愛，自古希臘延伸至羅馬時期，融會於希伯萊《舊約》傳統中，形成日後基督宗教的性概念，其最極端的觀點視性爲一種必要的惡（necessary evil）。

基督宗教在十六世紀以後的西歐有天主教與新教之

分，前者於理論上排斥性但不見得身體力行，後者少談理論卻潔身自愛。十八世紀時，嚴格的性禁忌一度有鬆綁的趨勢。然而在十九世紀維多利亞時代的僞善（prudery）風氣中，科學化的性學論述逐漸取代神學化論述，又回頭箝制人心，像反對自慰便是一例。就在這種科學思想與社會背景的影響下，當代反身而誠式科學的性學（scientific sexology）由是產生，思辨性學與描述性學的不同研究途徑於焉展開，佛洛依德與金賽可視爲二者的代表。

思辨性學生成於醫師的診療室和科學家的實驗室中，以臨床個案或實驗對象來測試理論假說的眞實性，時下居性學主流的性生物學可歸於這類研究途徑。相反地，描述性學希望瞭解人類性活動的如實狀況，所以採取大量訪談方式，記錄各種意見和資訊以存其眞。然而這兩種性學取向，在女性主義和社會建構主義（social construction-ism）看來均不免失眞。

女性主義所關注的是一些經常被主流論述所忽略有關女性的議題，例如色情媒介所激發的性犯罪、工作場所的性騷擾等。這些關注焦點的轉移，若是放在更寬廣的性學觀點下將格外有意義，此即社會建構主義視性事爲一種社會建構，必須落實於特定的社會文化脈絡中來觀察始能見眞章。社會建構觀點下的思辨性學，表現出相當深刻的哲學反思，可與筆者所提倡的性別通識教育論述彼此呼應。

二、性學觀照下的愛

　　西方傳統下的性與性事很早即被視爲不登大雅之堂，因此極少見諸哲學文獻，神學亦不予鼓勵。相反地，歌頌愛與愛情的文字卻比比皆是，歷久不衰，尤其是一些代代相傳的文學作品，例如希臘神話和莎士比亞戲劇等，更引人入勝。然而物極必反，二次世界大戰以後西方國家掀起了一場「性革命」，愛情混淆於性事之中以至失去其純美。近年革命之火漸熄，許多人又開始對性關係內稱作「愛」的神秘成分燃起好奇心（Bergmann, 1991: ix-x）。

　　平心而論，「人之所以異於禽獸者幾希」，人間情愛或許是一種有力的分判。但愛慕之情究竟爲何？柏拉圖式的定義值得參考：希望永遠與對象融爲一體的思戀（yearning）（Bergmann, 1991: 259）。當代社會學則認爲愛是一種救贖（salvation）；愛與宗教皆有助於人的自我認同，只是宗教作用於集體層面，愛則作用於個體層面。然而在歷史發展過程中，愛因爲近於人而遠於宗教，遂變得更民主也更趨情色（Bertilsson, 1992: 320）。總之，愛可以說是人類所獨具的複雜情緒。

　　愛的複雜性也反映在愛的多樣性上，Bergmann（1991: 269-278）共歸納出十三種類型的愛：

- 迷戀（infatuation）：一種沒有理由、不合理的激情，會使人陷入自我陶醉中。
- 衝突的愛（conflictual love）：對一個人用情很深卻

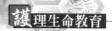

護理生命教育　關懷取向

不專，潛藏著移情別戀的可能。

- 有性無愛（loveless sexuality）：與對象維持著充滿熱情的性關係，卻感覺不到在戀愛。
- 施虐與受虐的愛（sadistic and masochistic love）：加苦於人者與願受折磨者所形成的互補情愛。
- 雙性的愛（hermaphroditic love）：以雙性戀情來突破自身性別認同的限制，進而尋回本身內在所失落的另一半。
- 自創的愛（Pygmalion love）：愛上自己所創造的對象或所調教的生徒，彷彿在為其解圍紓困。
- 自戀的愛（narcissistic love）：把自我的期望投射到對象身上，希望對方能表現得符合己意。
- 幼稚和依賴的愛（primary and anaclitic love）：要求對象滿足自我所需卻不予回報，且以弱小姿態依賴對方。
- 沈緬的愛（addicts of love）：像貪食或藥物上癮般追逐愛情卻永不滿足，常造成對象的挫折感。
- 移情的愛（transference love）：因業務接觸以至有機會同情和瞭解對方而陷入的戀情。
- 禁忌的愛（aim-inhibited love）：違反社會禁忌的戀情；倘若去除性關係和嫉妒心，可轉化為友情。
- 昇華的愛（sublimated love）：將對真實的人之熱情昇華為對抽象目標的追求，例如宗教獻身或藝術創作。
- 理想的愛（ideal love）：靈肉合一下的圓融滿足，雙方不會互相怨恨、羞辱、猜忌，而是熱情洋溢地

關愛對方。

　　綜上所述，可以發現人間情愛的多元面貌常超出人們所想像，甚至呈現許多極端。正因爲如此，性與愛才有必要放在一道來思考，尋找性愛在知識和道德兩方面的定位，進而將之納入通識教育的課題中加以推廣。

三、從性教育到性別教育

　　通識教育相對於專門教育，主要著眼於人格養成，

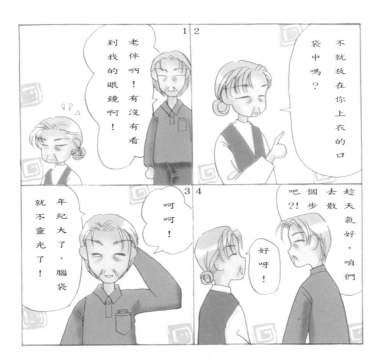

老夫老妻

包括知識擴充和道德實踐，理想上是希望達到知德合一的境界。通過這種理想的考量，傳統的性學不免顯出知識割裂與道德疏離的窘況：有性無愛，有色無情。由於學校性教育大多根據傳統性學論述而設計，當傳統性學出現危機時，性教育亦有可能產生偏差，以至違背通識教育的理想。

女性主義性學家Tiefer（1995: 177-185）指出，當前性學存在著三大危機：

- 文化現象的混亂：有關性的題材常容易引起爭議，所以被傳播媒體大肆炒作。而基於不同的商業需要，性事也被拆解成不同的形貌，例如科技式的虛擬實境（virtual reality sex）或宗教式的新時代運動（New Age sex）。性成為情緒受挫下的替代和補償。至於與真實生活攸關的性學研究，則愈發走向邊緣化與政治化。

- 學術路線的衝擊：傳統的科學化性學在一九九○年代面臨許多新興學術領域的衝擊和挑戰：性學史檢視了歷史上有關身體和身體經驗的論述，找出其與社會價值變遷的關聯；文化學（cultural studies）不但打破性學獨霸性論述的局面，更指出性學本身即是一種對人的社會控制來源；至於同志學（gay and lesbian studies）更提出一套酷兒理論（queer theory）以爭取人權。

- 帝國主義式的醫學化趨勢：性學中的醫學論述甚囂塵上，有君臨一切的態勢，例如泌尿醫學治療男性

陽萎，全部採取身體診療，完全不談行為與心理治療。有識者不免擔心長此以往婦產醫學將籠罩在所有女性冷感的診療上，生物學化約主義（biological reductionism）就此取代性學的多元視野。

為改善性學所面對的三大危機，Tiefer（1995: 185-186）建議性學應從善如流以包容各種新興學術路線，並採行多元研究方法，以擺脫劃地自限所導致的分崩離析。

性學長期遭受生物醫學論述的宰制，改善策略即是引入人文學與社會科學的多元方法。筆者主張以「愛」作為性學的理論與實踐意理，把性學擴充為性別學，凸顯靈肉合一、身心圓融的人本精神，並將之貫徹於通識教育中。性別學並不排斥科學，反而將科學研究導引至倫理實踐的道路上。例如LeVay（1996: 295）相信生物學可以證實同性戀並非行為偏差，而是一種與生俱來的生理狀態；同性戀者可因此被視為客觀分類下的族群而免受歧視。當然這種本質主義（essentialism）的說法不為社會建構主義所接受（Ruse, 1988: 15-16），但二者卻有同樣的倫理目的。

性別學是一種通過意識覺醒所產生的新性學，其與傳統性學最大差異，即是融入了女性主義啟蒙下的女性學（women's studies）、男性學（men's studies）以及同志學的充分反省與不同聲音，多元面貌背後的異質（heterogeneity）成分是其特色。然而無論傳統性學或新興性別學皆非專業學科，但無疑可以成為通識教育的一個面向（aspect）加以開發。筆者強調性別與生命作為個人安身立

命的關注焦點，建議通識課程教師對這兩大主題多所著力，相信如此必能彰顯愛生與惜福的眞諦。

四、性別倫理

性別倫理的基本關懷爲何？這個問題的答案直接影響到性別教育的規劃和內容，尤其是針對青少年的性別教育。Eaddy 和 Graber（1988: 79-81）認爲沒有獨特的「性倫理學」，有關性事的倫理議題所援引的道德原則，與其他類型人際關係並無二致。此一說法在理論上沒有大錯，落在實踐中則恐有所不足。回顧前述性學觀照下的愛之多樣，即可知抽象道德原則在各種人際情境內的落實相當不易。尤有甚者，與性事有關的人際關係是非常容易引起爭議的；女性主義者認爲男女不可混爲一談，同性戀者相信本身屬於另類族群，都使得性別倫理不可能放諸四海皆準。

值得教育人員注意的是，Tiefer（1995: 195-199）主張女人的性事無關於「健康」。她所擔心的是像健康、疾病、生病、正常這些概念，常在不同時代中被當作不同的社會價值而予以再命名、再定義，結果會導致醫學意理的滲透。她舉出醫學／健康模式所隱藏的四種假定爲：規範與偏差（norms and deviance）、普遍性（universality）、個人主義、生物學化約主義。這些假定已把男人性事徹底醫學化，下一步恐將扭曲女性，因此必須亟力擺脫。

Tiefer的憂心固無可厚非，但把「健康」概念完全歸於醫學，未免忽略了衛生保健專業中除醫學外其他專業所

可能提供的貢獻。筆者相信把性學和性別學去醫學化及通識化，則其既可擺脫醫學宰制，又得以通過教育而落實。

性學和性教育都不是醫學的專利，但在不斷醫學化的趨勢中，卻逐漸為醫學論述所滲透而宰制。此種趨勢使得性學和性教育變成生物醫學科學及其教育的一部分。然而性學其實還有許多來自社會科學與人文學甚至藝術和宗教的活水源頭，這些都在醫學化過程中被排除了。多元的性學可稱為性別學，是極有包容力的學科。新興學科若想積極開發，主動通識化或為可行策略。通識化是通過對話尋求相互支援融通的契機。筆者相信性別教育通識化，將大大有助於性別教育的普及推廣與性別倫理的落實扎根。

參、生命教育：對死亡教育的反思

與性議題類似，死亡議題也是護理通識教育可以多所發揮的領域。不過死亡學（thanatology）與死亡教育太偏重死亡和臨終（dying）歷程，不免忽略了生的一面，但有些學者已經注意到，生命和生活（living）歷程，應與死亡和臨終歷程受到同樣重視（Alexander, 1990: 7; Corr, Nabe & Corr, 1997: 22-24）。因此筆者建議，將死亡議題擴充至生命教育，使之成為護理通識教育的核心關懷之一，跟性別教育等量齊觀。畢竟養生送死乃是個人無逃於天地之間的存在情境，理當慎思、明辨、篤行。

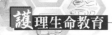

一、死亡學的發展

　　死亡學與性學相彷，可以看作是一門多學科領域，其所涉及的學科大體包括醫學、護理學、心理學、社會學、人類學、政治學、法律學、教育學、哲學、神學、藝術史等（Neimeyer & Van Brunt, 1995: 50），主要屬於社會科學與人文學的整合學科。死亡學雖然創立於二十世紀初期，但是在成為學術研究課題上，較之性學則是相當晚近的事，大約在七〇年代左右（Dickinson, Sumner & Frederick, 1992: 281）。

　　死亡研究雖然新興，但其所關心的論題卻指向人類最久遠、最切身的體驗。不過死亡體驗在歷史中並非一成不變的，因此必須放在特定脈絡內加以考察。不同的脈絡反映出不同的對死亡的歷史與文化態度，它乃是人們生活的一部分，可稱之為「死亡系統」，它教導人們如何思考、感受和對待死亡（Morgan, 1995: 25）。今日的死亡學即是由死亡系統的傳統類型中衍生，通過知識性反省發展而來。

　　目前對西方歷史上各種死亡系統所作分類，多採用當代法國史學家Philippe Aries所主張的四種基本取向與時期：平靜死亡（tamed death）、自我的死亡（the death of the self）、他人的死亡（the death of the other）、否認死亡（death denied）（Morgan, 1995: 28-29）。美國社會學家Moller（1996: 3-23）則在「自我的死亡」之後加上「遙遠與急迫死亡」（remote and imminent death）一期，他對

這些死亡系統的分期和詮釋爲：

- 平靜死亡：五至十世紀間，人們相信死亡乃是進入休眠狀態，平安地等待世界末日來臨時得到救贖。此一時期的死亡屬於儀式化的公共活動。
- 自我死亡：十一至十五世紀間，命運不再是普遍和集體的概念，人們相信個人自我在其一生中所作出善與惡的抉擇，在死後會被一一清算，以決定是獲救贖或下地獄。
- 遙遠與急迫死亡：十六至十八世紀間，死亡失去其神秘性，人們相信這只是生命的終止，因此轉而看重生活面，而把死亡當成很久以後會突然發生的事。
- 他人的死亡：十九世紀時，死亡被浪漫化成爲淒美的事件。而由於產業革命所造成的人際疏離，送終只有少數相關家屬參與，不再是公共活動。
- 否認死亡：到了二十世紀，死亡被視爲應予隔離、躲避、否定，甚至征服的事件，因爲它對日常生活是一種難以承受和容忍的干預。

由以上五個時期西方人在死亡系統中所採取的不同態度可以看出，現代人所面臨的是一個宗教信仰式微、人本精神無力的時代，很容易被死亡焦慮所侵襲而加以否認。近年死亡學的興起以及受其所鼓舞的死亡覺醒運動（death awareness movement），正是對當代虛無、恐懼心理的反撲（Wass & Neimeyer, 1995: 438）。筆者認爲，死亡學若要發揚光大，重拾宗教信仰和人本信念實有其必

要。而這些都是人生的課題、生命的學問，必須從「生」的方面來切入。

二、死亡學觀照下的生命

死亡學探討臨終、瀕死、死亡、身後各階段的議題，但是這些階段都有一個與之相對照的境況，那就是存活。人生存活也可以分為幾個階段或時期：嬰幼兒、青少年、成年、中年、老年等，其中最接近死亡的老年期，甚至已蔚為熱門學問 —— 老年學（gerontology）。然而老年學雖對高齡人口各種失落體驗多有著墨，例如失去記憶、失去感覺功能、失去運動控制、失去活力以及健康等，卻很少言及失去生命（Wass & Neimeyer, 1995: 436）。如果把人生存活各階段放在死亡學觀照下來思考，相信更能顯示其重要和迫切。

從對死亡的反思來觀照人生存活，可說是將生與死放在一道以相互彰顯。人有旦夕禍福，在生路歷程中，死亡的陰影其實無時不在。但是人生諸階段各自面臨不同的死亡風險，例如嬰兒猝死、幼童傷害、青少年自殺、成年惡疾、老人衰弱等。以下筆者即將人生大致上區分為兒童、青少年、青年、中年、老年五個時期，勾勒出各期最常遭逢的死亡衝擊，藉以呈現生之意義：

- 兒童期：十二歲以前。現代兒童大多不與祖父母同住，鮮有直接死亡體驗，相關資訊通常來自電影、電視和漫畫，類似的體驗則來自寵物的死亡。

- 青少年期：十三至二十一歲。青少年獲得資訊的管道除了上述圖式媒介外，尚有流行音樂和小說文字等。此外青春期的厭世念頭和幫派的街頭暴力多少也沾染一些死亡色彩。

- 青年期：二十二至四十三歲。這是人生的盛年，死亡原因以意外事故居首，死亡體驗則來自墮胎、子女夭折，以及社會暴力，近年愛滋病蔓延也讓人望而生畏。

- 中年期：四十四至六十五歲。中年人最常面臨的體

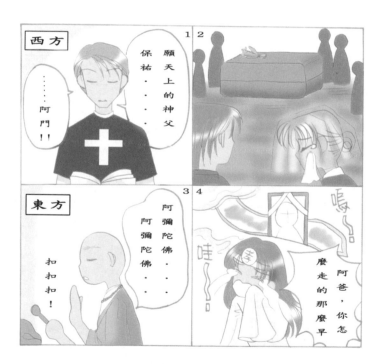

殯葬場面

驗是同年齡層的死亡，尤以心臟血管疾病和癌症為甚，其次則是對年邁父母的照顧和送終。

- 老年期：六十五歲以後。老年人開始面對並接受自己不免一死的事實，同時要克服各種失落，尤其是配偶的去世。至於恐懼的則是活著受病魔折磨。

以上五項只是在死亡學觀照下的人生處境之扼要描述，心理學家（Wass, 1995: 269-301; Stillion, 1995: 303-322）對此有相當詳細的考察。由每一時期的死亡體驗來看，個人的死亡意象（image）可說漸次清晰朗現，並從生活背景逐步提升為主題。人生的意義正是通過死亡當前的感受而得以凝聚，這種存在主義式（existentialistic）的反省與實踐，為死亡學提供了擴充的契機。死亡學不只是關心臨終與死亡，更回頭接續上每個人獨一無二的一生。

三、從死亡教育到生命教育

把死亡學運用到人的生活上，最重要的一環是把死亡教育擴充為生命教育，即令死亡歷程和人生歷程相互通透，使之彼此輝映。社會科學家認為死亡與臨終乃是一項可以進行實徵研究的「事實」，但是這項事實的當事人卻終其一生在從事「價值」判斷與抉擇。基於本研究強調的「知德合一」理念，筆者建議死亡教育工作者，在死亡議題中吸納人文學的關懷主題和研究方法，尤其是人本宗教（humanistic religions）及對此所作反省的宗教學。

在西方歷史中，人文主義的確曾與宗教信仰相對立

（Reese, 1983: 235）。但與其說是反對信仰，不如說是抗拒制度。如果一種宗教體制忽略了信徒身心兩方面的需要，即是悖離了人們信仰的初衷。人本宗教乃是以人為主要關懷的宗教，而非以人為信仰對象的宗教。在此一前提下，人文信念與宗教信仰，非但不會衝突對立，反有相輔相成的可能。筆者心目中經過擴充的生命教育，即是在人本精神觀照下，對包含死亡在內的生命議題進行教學與研究。

不過生命教育遭逢與性別教育同樣的處境，即其非專業。生命教育教師可以著書立說，可以傳道授業，卻沒有資格在病榻之畔「服務」患者，除非他或她同時也是有證照的醫師、護士、社工人員，以及醫院所聘任的生命倫理師或宗教師。這種身分上的限制，使得生命教育不容易直接落實。改善之道一途，便是使其通識教育化。

通過通識化策略的生命教育，可以開展的方向包括：親職教育、公共衛生與預防醫學觀念的推廣，以及安寧緩和療護等。這一系列任務大體是針對人類發展各階段而設計，以減少兒童傷害、青少年自殺、愛滋病蔓延、心臟血管疾病和癌症罹患等事故發生，並對不幸患者給予臨終關懷。而所有的活動都可以在人本精神中努力實現。

四、生命倫理

倫理考量可作為教育發展的前導，即生命倫理有可能決定生命教育的趨向。生命倫理必須考量「尊嚴去世」（dying with dignity），以避免受到醫藥科技無謂的折磨

（Roy, 1988: 139-140）。回過頭來看，在將此一倫理考量當作價值判斷的指標下，醫療照護責無旁貸的使命無疑為「增進及延續生命」（enhancement and prolongation of life）（Cole, 1989: 393）。

生死一線牽，一個人對死亡的反應，受到他對死亡意義以及生命意義認知的影響，這在哀悼的時刻表現得最明顯（Gray, 1988: 311）。醫護人員是除了病患家屬外，最常為當事人送終的一群。尤其當服務的對象經常撒手人寰的情況下，專業人員的心理建設更要堅實穩健。

就護理專業來看，護士和護生有許多機會站在第一線去面對患者的死亡，此尤以腫瘤科護理（oncology nursing）為甚。克服這種壓力已經構成護生心理衛生的重要課題（Clingerman, 1996: 19）。一項針對腫瘤科護士倫理道德體驗的質性研究發現，面對死亡最前線的護理人員，在反省自己的倫理處境和道德體驗時，多半採取「關懷」而非「正義」的觀點，這可視為樹立腫瘤護理倫理學基本架構的起點（O'Connor, 1996: 787-790）。相信此一例證亦可當作護理生命教育的典型。

護理生命教育的特色之一，是對女性主義的擇善固執。而女性主義之所以存在的理由，即在於反對性別主義，包括對女性的歧視及忽視。在所有惡性腫瘤中，最常發生在女性身上的便是乳癌。當治療已經告一段落時，接下去康復過程中的照顧重擔，主要由護士來承擔。Predeger（1996: 48-58）使用女性主義方法進行研究，在乳癌患者通過藝術作品探索自我的心路歷程中，找出一種

支撐生命意義的女性精神（womanspirit）。這項發現為女性主義護理學提供了很好的示範，同時也把女性主義的人本精神提鍊出來，注入護理倫理學的生死議題中，使之發揚光大。

　　護理人員對於臨終病患的關懷和遺體護理（post-mortem care）由來已久，Wolf（1991: 92）自護理學史觀點所作的文獻分析，肯定護理人員在生死交關中所承擔的責任和所接納的信任已有一世紀之久。這種責任與信任，無疑可在安寧療護上扮演更重要的角色。現代安寧院的出現具有悠久的宗教傳統（Phipps, 1988: 97-98），由於它有朝向全面靈性組織（ecumenical spiritual organization）發展的可能（Ley & Corless, 1988: 107-110），更不易為受科學化訓練的醫師所熟知和參與（Magno, 1990: 117），此時護理人員在其中所扮演的角色就格外吃重了。

　　死亡學和死亡教育的出現，乃是對二十世紀所流行否認死亡的趨勢，所做振聾發聵的努力。但是流行心態絕非空穴來風，而是跟時代脈動息息相關的。人類在上個世紀中所面臨的知識割裂、身心二分、人際疏離的景象實前所未有，亟需從生命現象與本質兩方面深自反省加以改善。經過擴充後的生命教育開展途徑之一，便是秉持人本精神進行通識教育的推廣。

肆、結 語

護理通識教育其實有兩層意義：對護生所進行的通識教育，和以護理為內容對各級學生所進行的通識教育，二者均可以性別與生命作為教學主題。性別教育與生命教育乃是傳統教育的革新及擴充。傳統教育太偏向生物醫學科學或社會科學，理當在通識教育中融入人本精神和人文內涵。

人本護理教育是為培養能夠自我實現的（self-actualized）護理人員（King & Gerwig, 1981: 20），通識教育則為培養有修養的或受過教育的人。將二者結合，有助於護理專業學生增進通識修養。也有助於一般科系學生經由護理專業的角度，來省視性別教育與生命教育的議題。

事實上，放在軍護課程中的護理教學，以類似通識教育的方式，於臺灣的大學及專校中已行之有年。在高等教育和技職教育日趨多元化的情況下，很適合加以改善後大力推廣。

專門訓練與通識教育並非互斥的，而是並容的。尤有甚者，彼此且有相互通透的可能。以性別教育和生命教育為主題的護理通識教育，屬於專業與通識的整合。此類課程教學的施行，代表一種共生（symbiotic）關係的理想實現。Gaff（1991: 172-174）對此提供三種教學方案：

- 強化的主修（enriched major）：例如對護理科系，

加強有關護理學史、護理倫理學,以及護理的社會
及經濟應用面的課程。

- 強化的入門課程:例如對於作為專業入門科目的護
理學導論,在課程設計上全面加強,以激發學生繼
續學習的好奇心及興趣。

- 連結的學習(connected learning):例如將護理專
業與通識課程,設計得可以上下連貫,並同學術以
外的世界銜接。

　　以上三者均適於以性別教育和生命教育為主題的通
識教育之施行。

　　護理教育屬於衛生保健教育。由於各門衛生保健專
業並非各自為政,而是息息相關。因此護理教育及實務,
不應只是多學科教育及實務的一支,而應成為科際
(interdisciplinary)教育及實務的一環(American
Association of Colleges of Nursing, 1996: 119)。

　　放在廣大衛生保健教育裏來看的護理教育,不能一
味順應潮流而向多文化倫理學(multicultural ethics)妥
協,以至走向文化相對主義。Kikuchi(1996: 162-163)
建議以超文化倫理學(transcultural ethics)來檢視同中有
異,並追求異中之同。她所舉的例證是,不同文化中的人
皆追求健康。本論文則強調性別與生命乃人之大倫,值得
包括護生在內的所有大專學生深思熟慮。

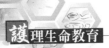
參考文獻

Alexander, R. (1990). Concepts of thanatology in the nursing curriculum. In F. E. Selder, V. W. Barrett, M. M. Rawnsley, A. H. Kutscher, C. A. Lambert, M. Fishman, & M. Kachoyeanos (Eds.), *Nursing education in thanatology: A curriculum continuum* (pp. 7-11). New York: Haworth.

American Association of Colleges of Nursing. (1996). Interdisciplinary education and practice. *Journal of professional Nursing, 12*(2), 119-123.

Bergmann, M. S. (1991). The anatomy of loving: The story of man's quest to know what love is. New York: Fawcett Columbine.

Bertilsson, M. (1992). Love's labour lost? A sociological view. In M. Featherstone, M. Hepworth, & B. S. Turner (Eds.), The body: Social process and cultural theory (pp. 297-324). London: Sage.

Clingerman, E. M. (1996). Bereavement tasks for nursing students. *Nurse Educator, 21*(3), 19-22.

Cole, J. J. (1989). Moral dilemma: To kill or allow to die? *Death Studies, 13,* 393-406.

Corr, C. A., Nabe, C. M., & Corr, D. M. (1997). *Death and dying, life and living* (2nd ed.). Pacific Grove, California: Brooks / Cole.

Dickinson, G. E., Sumner, E. D., & Frederick, L. M. (1992). Death education in selected health professions. *Death Studies, 16,* 281-289.

Eaddy, J. A., & Graber, G. C. (1988). Teens and birth control. In J. F. Monagle & D. C. Thomasma (Eds.), *Medical ethics: A guide for health professionals* (pp. 73-89). Rockville, Maryland: Aspen.

Gaff, J. G. (1991). *New life for the college curriculum: Assessing achievements and furthering progress in the reform of general education.* San Francisco: Jossey-Bass.

Gray, R. E. (1988). Meaning of death: Implications for bereavement theory. *Death Studies, 12,* 309-317.

Kikuchi, J. F. (1996). Multicultural ethics in nursing education: A potential threat to responsible practice. *Journal of Professional nursing, 12* (3), 159-165.

King, V. G., & Gerwig, N. A. (1981). *Humanizing nursing education: A confluent approach through group process.* Wakefield, Massachusetts: Nursing Resources.

LeVay, S. (1996). *Queer science: The use and abuse of research into homosexuality.* Cambridge, Massachusetts: The MIT Press.

Ley, D. C. H., & Corless, I. B. (1988). Spirituality and hospice care. *Death Studies, 12,* 101-110.

Magno, J. B. (1990). The hospice concept of care: Facing the 1990s. *Death Studies, 14,* 109-119.

Moller, D. W. (1996). *Confronting death: Values, institutions, and human mortality.* New York: Oxford University Press.

Morgan, J. D. (1995). Living our dying and our grieving: Historical and cultural attitudes. In H. Wass & R. A. Neimeyer (Eds.), *Dying: Facing the facts* (3rd ed.) (pp. 25-45). Washington, D.C.: Taylor & Francis.

Neimeyer, R. A., & Van Brunt, D. (1995). Death anxiety. In H. Wass & R. A. Neimeyer (Eds.), *Dying: Facing the facts* (3rd ed.) (pp. 49-88). Washington, D.C.: Taylor & Francis.

O'Connor, K. F. (1996). Ethical / moral experiences of oncology nurses. *Oncology Nursing Forum, 23*(5), 787-794.

Phipps, W. E. (1988). The origin of hospices / hospitals. *Death Studies, 12,* 91-99.

Posner, R. A. (1992). *Sex and reason.* Cambridge, Massachusetts: Harvard University Press.

Predeger, E. (1996). Womanspirit: A journey into healing through art in breast cancer. *Advances in Nursing Science, 18*(3), 48-58.

Reese, W. L. (1983). *Dictionary of philosophy and religion: Eastern and western thought*. Atlantic Highlands, New Jersey: Humanities.

Roy, D. J. (1988). Is dying a matter of ethics? *Death Studies, 12*, 137-145.

Ruse, M. (1988). *Homosexuality: A philosophical inquiry*. Oxford: Basil Blackwell.

Stillion, J. M. (1995). Death in the lives of adults: Responding to the tolling of the bell. In H. Wass & R. A. Neimeyer (Eds.), *Dying: Facing the facts* (3rd ed.) (pp. 303-322). Washington, D.C.: Taylor & Francis.

Tiefer, L. (1995). *Sex is not a natural act and other essays*. Boulder, Colorado: Westview.

Wass, H. (1995). Death in the lives of children and adolescents. In H. Wass & R. A. Neimeyer (Eds.), *Dying: Facing the facts* (3rd ed.) (pp. 269-301). Washington, D.C.: Taylor & Francis.

Wass, H., & Neimeyer, R. A. (1995). Closing reflections. In H. Wass & R. A. Neimeyer (Eds.), *Dying: Facing the facts* (3rd ed.) (pp. 435-446). Washington, D. C.: Taylor & Francis.

Wolf, Z. R. (1991). Care of dying patients and patients after death: Patterns of care in nursing history. *Death Studies, 15*, 81-93.

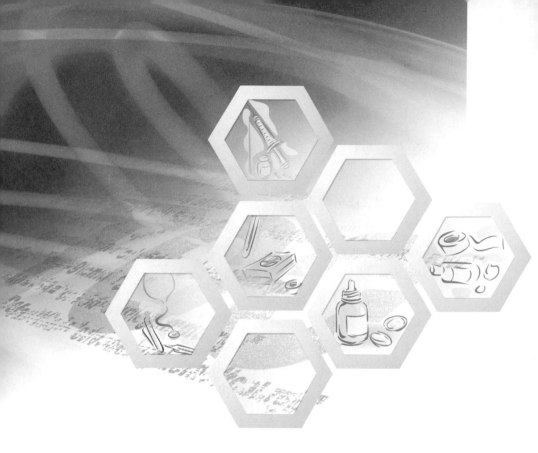

第六章
從華人應用哲學看
護理科學本土化

壹、引 言

本文屬於應用哲學（applied philosophy）中的科學哲學（philosophy of science）探究，而科學哲學、科學史（history of science）、科學社會學（sociology of science）三者，則構成科學學（science studies）或後設科學（metascience）的主要部分。

筆者從事研究的立場是科際整合的（interdisciplinary）。為了避免本位主義式論述所產生的不相應，並尋求學科間的積極對話，筆者並非採取純以哲學看護理學的立場。而是通過文獻考察，自護理學者的論著中，歸納出討論哲學（或稱哲理、理念）的議題，再就科學哲學角度與之呼應。護理學在過去半個世紀中，逐漸形成為一門科學學科。筆者相信科學哲學對護理科學理論的形成和鞏固，多少有所裨益。

中外護理學界對護理哲理（nursing philosophy）在護理教育的推展和護理專業的落實之重要性，早已多所闡述。兩位美國護理學家Leddy和Pepper（1993: 105-106）即曾提出哲理與護理過程的對照說明。而護理學哲學（philosophy of nursing）則屬於廣義護理哲理的一環，用以指明護理學與其他學科的區隔。

西方護理學者已從護理研究的方法擴充，和護理理論的典範移轉（paradigmatic shift）中，自覺地發現護理

學獨到之處。筆者的研究,希望將西方護理學者對本身研究方法與理論典範的反省,放在科學哲學的傳統中予以定位。

西方護理者者多年來對理論典範的積極闡發,使筆者覺得有必要就典範論述的根源加以釐清。此一論述的提倡,主要是科學史暨科學哲學家Thomas Kuhn的貢獻。然而筆者也認為西方護理學者思索理論典範的最終目的,仍是在為專業實務奠基。以人為服務對象的護理專業實務,涉及社會文化背景既廣且深,站在東方的華人世界,護理科學本土化(indigenization)的課題,自然有其意義。

本文以「從華人應用哲學看護理科學本土化」為題,其論證前提包括:

- 典範用以為理論定位。
- 理論用以支持實務的合理性。
- 護理實務有其局部(local)性格。
- 華人社會護理實務的理論基礎目前仍多沿用西方。

基於以上諸前提,筆者乃嘗試通過文獻考察,提出護理科學本土化的可能性。

因為西方護理學者相當強調「典範」論述對理論建構的指引功能,而典範論述在科學哲學的發展上又占有關鍵性地位,因此本論文希望自本土科學哲學中,激發華人護理學者對建構本土護理科學的理論典範產生信念。倘若典範意味著一套信念系統,則本土護理理論典範的樹立,無疑將大大有助於本土護理實務的推動。

貳、護理科學的典範論述

一、護理理論與護理科學

現代護理學肇始於一八六〇年，南丁格爾在英國倫敦聖多瑪斯醫院創立護士訓練學校（Bullough & Bullough,1984: 51）。南丁格爾為護理人員提供了正規的教育場所，也為護理實務奠定了正式的知識基礎。但是直到一九五〇年代，「護理科學」一辭才見諸於護理文獻。使得護理從技能手藝（technical art）蛻變成科學知識的手段，乃是護理研究和護理理論（Chinn & Kramer, 1991: 2）。

Meleis（1991: 26-32）將護理的進展分作五期：實務期、教育與行政期、研究期、理論期、哲理期。通過這些時期的演進，護理找到了本身專業的認同和領域（domain），並形成為一門科學學科。護理科學的發展，繫於發展護理理論，以及建立為護理知識奠定邏輯和方法學基礎的後設理論（metatheory）（Fry, 1990: 214）。

護理理論的發展可分為四個層次：後設理論、大型理論（grand theory）、中型理論（middle range theory）、實務理論。後設理論是有關理論的理論，大型理論則希望建立護理活動的概念性通則。大部分知名的理論建構均屬

後者（Bullough & Bullough, 1984: 74）。

護理學術界自一九五〇年代起，爲了教學需要，開始建構理論。但在當時的主流觀點和科學方法的影響下，理論對實務的指導，卻出現削足適履之弊。對此所作的檢討，發現並接納了各種分化的典範（paradigms of diversity）（Koziol- McLain & Maeve, 1993: 79-81）。

二、科學理論的典範論述

典範論述在護理文獻中隨處可見，Parse（1987: 2）曾著有《護理科學：主要的典範、理論和批評》一書，指出典範說來自Kuhn。Kuhn是當代知名的科學史與科學哲學家，他的典範說自一九六二年問世以來，受到許多文獻徵引，所激發的討論至今持續不斷。

根據Kuhn（1977: 294）的解釋：

> 我們所使用「典範」一辭的意義是總體的（global），包括一個科學團體所有共享的見解（shared commitments）。此外還將見解中特別重要的部分抽出來，作爲前者的子集（subset）。……僅限於一個科學共同體的成員所享有的事物便是典範。反過來說，一群分散的人，正因爲擁有共同的典範，才使得他們組成一個科學共同體。

Kuhn（1970: 182）也曾說明，一群由專家組成的特殊共同體成員，所共享的一個或一套典範，在科學家看來

則是一個或一套理論。

典範說的形成，部分來自Kuhn（1970: viii）驚異於自然科學與社會科學本性（nature）的不同而有所啓蒙。他發現社會科學家對何者爲正當的（legitimate）科學問題和方法難於達成共識，自然科學家於此卻鮮有爭辯。Kuhn舉出天文學、物理學、化學、生物學來和心理學、社會學對照說明，而生物學、心理學、社會學的理論，正好常被護理學借用，以建構護理理論（Meleis, 1991: 186）。由此可見，護理科學兼具有自然科學與社會科學的特質，其理論問題有待通過典範論述加以釐清。

三、護理科學中的典範與後設典範問題

(一)典範問題

一個典範乃是「有關一門學科所探討現象的世界觀」（Parse, 1987: 2）。接納一個典範便是接納一個科學的、形上學的，以及方法學的廣大世界觀（Gutting, 1980: 12）。至於後設典範（metaparadigm），則是指「足以確認與一門學科有關現象的一個或一組陳述」（Menke, 1990: 206）。

依照信念系統或形上學來區分，護理理論典範可分爲「人與環境總和論（totality）典範」，和「人與環境同步論（simultaneity）典範」（Parse, 1987: 4）。總和論主張人是「生物—心理—社會—精神」一連串特性，結合而成的總和有機體（summative organism）。環境圍繞著人，帶

第六章 從華人應用哲學看護理科學本土化

來外在和內在的刺激。人要不斷適應環境，與其互動，以
維持平衡而達成生活目標。另一方面，同步論卻認為人是
獨立的存有（unitary being），與環境保持延續的相互往還
關係，健康乃是「負熵的表現」（negentropic unfolding）。
簡單地說，總和論中的人受制於環境，同步論中的人則與
環境平起平坐。後者凸顯出人的主體性（subjectivity）。

再依研究方法或知識學來區分，護理研究典範可分
為「分析經驗論」（analytical empiricism）、「海德格現象
學」（Heideggerian phenomenology），和「批判社會理論」
（critical social theory）三種（Allen, Benner &
Dickelmann, 1986: 23）。分析經驗論假定人類行為是由定
律般的規則所構成，可以像物理世界中的物體一樣辨明和
操弄（manipulated）。理論透過可計量的假說加以重複測
試而有所改進，最後匯集成形式化的知識。相反地，海德
格現象學強調，對日常生活和人際關係的瞭解與實踐，是
完全不同於自然科學研究的。有關人的知識，必須通過意
義的詮釋方能受用。至於批判社會理論則認為，真理或論
據的標準始終是社會性的，且隨時間而改變。知識乃是公
認的信念（warranted belief），而非個人意見。

從知識學立場看，批判社會理論可視為現象學的超
越（Habermas, 1988: 89-117）。但是在護理研究典範中，
另有一種超越現象學的呼聲，那便是源自法國哲學家
Foucault的、女性主義（feminism）與後結構主義（post-
structuralism）匯流的觀點。其將護理活動放在一個性別
間權力關係（intra-gender power relations）的社會歷程中

171

來考察（Anderson, 1991: 1-3）。

(二)後設典範問題

護理理論家Newman（1990: 230）說：

知道一個研究者受到何種典範的指引，乃是發現並且認清護理實務本質的關鍵。……釐清研究者所採行的典範，對探討有關健康現象的問題格外重要。

她並指出兩種有關健康的典範：一種認為健康是疾病的消失（absence of disease），一種則是人與環境互動的獨立演進形式（unitary evolving pattern）。這兩種典範，與前述 Parse提出的總和論及同步論典範，有著異曲同工之妙，都是指引護理研究和實務的成套對照概念系統。

探討像人、環境、健康、護理，這些護理專業中心概念，形成了後設典範問題。譬如把人的概念，拆解成更細的主題（theme），像歷程、意識的演化、自我超越、開放系統、和諧、時空相對性、形式、整體論（holism）等（Sarter, 1988: 52）。在明顯的後設典範現象內，每一典範表現出對實界（reality）獨特的觀點（Firlit, 1990: 4）。後設典範可以視為，不同典範所關心的實界中議題的交集。

Newman（1990: 232-235）把實界分為三個層次：感官的、行為的、內在經驗的。一個典範將不同層次的實界整合（integrate）起來，可與護理實務的內容協調一致。類似的觀點是將身體、心靈、精神看作實界的光譜（spectrum），通過整合後的典範，以瞭解護理探究的多元

風格（modes），和護理知識與理論的多元樣式（types）
（Wolfer, 1993: 141）。這種宏觀協調整合的性質，亦爲神
經科學家所肯定（Sperry, 1992: 248）。

參、典範論述的科學哲學背景

一、Kuhn以前的科學哲學

探討護理科學的理論典範，以及典範中的實界問
題，屬於護理學哲學的課題，這種努力是爲發展護理學本
身的信念系統（Leddy & Pepper, 1993: 183-186）。科學哲
學可以協助人們瞭解護理學與科學的關係，但不是用傳統
的主流觀點（Webster, 1990: 15）。

科學哲學的傳統主流觀點，最早出現在一九二三年
Carnap的論著中，以他爲主的維也納學圈（Vienna
Circle），主張邏輯實證論（logical positivism），強調科學
理論必須能夠被數理邏輯公理化（axiomatize）（Suppe,
1979: 12）。到了一九三八年，學圈中的Reichenbach提出
發現脈絡（context of discovery）和驗證脈絡（context of
justification）的分判，認爲科學研究結果的發現問題，應
該交給科學史或科學心理學去處理，哲學或知識學只關心
結果的驗證問題（Suppe, 1979: 125）。

主流觀點發展至一九五〇、六〇年代，開始受到挑
戰。有一派主張用「世界觀」（Weltanschauung）分析途

徑的學者，認為科學哲學的分析，不能不涉及科學史和科學社會學的論題。尤其是科學發展中，各種世界觀的取捨。Kuhn便是其中極受各界矚目的一人（Suppe, 1979: 126-127, 135-151）。

Kuhn以前的科學哲學，看重理論的驗證或否證（falsification）。這種正統學說（orthodoxy）試圖用形式邏輯去改造（reconstruct）科學，卻與真正的科學實務嚴重脫節，不免使科學和哲學兩方面的生命力都受到斲喪（Losee, 1987a: 203-204）。

二、Kuhn以後的科學哲學

傳統科學哲學有意改造科學，維也納學圈所提倡的科學統一運動（unified science movement）正是最佳例證。哲學家康德在十九世紀初去世以後，知識學成為哲學的核心，哲學與科學就此區分（Rorty, 1979: 131-132）。二十世紀上半葉的科學哲學追隨知識學傳統，希望為科學奠基。但是不敵專門化（specialization）快速增長下的科學知識多元發展，科學哲學終於放棄對科學採取傳統的規範（prescriptive）立場，代之以通過科學史考察的描述（descriptive）立場（Losse, 1987b: 119）。

Kuhn的典範論述是科學史考察下的科學哲學產物，他用典範說去解釋常態科學（normal science）與科學革命等概念。常態意指科學共同體對典範形成共識，據此從事研究工作。革命則在典範長期無法解決異常現象後發生（Kuhn, 1970: 5-11）。

Kuhn對科學發展的描述，多少還預設了一些歷史興替的規律。在他以後，有人走得更遠。Feyerabend的方法學——無政府主義（methodological anarchism）便是一個極端例子。Feyerabend（1982: 99）宣稱，如今我們不必依靠任何清楚界定的、不變的「科學方法」來從事科學研究。所有方法學均有其限度，科學研究其實處於無政府狀態，它是「海闊天空的」（anything goes）（Feyerabend, 1990: 249）。

必須說明的是，海闊天空並非漫無章法，而是不拘泥於既定觀念的窠臼。Feyerabend（1982: 136-138）曾舉出看中醫治病的親身經歷，來說明自己的信念：科學應該揚棄西方理性主義的神話和極權主義的信仰，轉向更為自由民主的途徑。

三、新科學哲學

科學哲學或後設科學有兩個傳統：英美學派（Anglo-Saxon Schools）的邏輯經驗論途徑，以及歐陸學派（Continental Schools）的詮釋—辯證（hermeneutic-dialectic）途徑。前者主要在探討自然科學的性質，重點為釐清科學。後者多用以反思人文科學（human sciences）的結構，重點在解放（emancipate）人（Radnitzky, 1973: xiv-xxi）。

科學哲學的轉型，可以簡單作如下分期：受維也納

學圈影響的主流觀點，發展於一九二〇年代至五〇年代的四十年間，關心的是邏輯。六〇年代初，Kuhn的代表作問世，焦點慢慢轉向歷史。七〇年代中，Feyerabend祭出《反對方法》的大旗，並呼籲科學應與國家權力劃清界限，科學的政治構面（dimension）漸受重視。八〇年代時，科學的社會構面研究也有了豐收。

整合科學的哲學、歷史、社會、政治，以及心理等方面研究的新科學哲學，便在八〇年代後期應運而生。新科學哲學雖然生長於英美傳統的土壤中，卻吸納了歐陸傳統的肥料。在深層結構（infrastructure）裏，新科學哲學可視爲兩大傳統的整合，其代表人物是Joseph Rouse。

Rouse是美國哲學家，一九八七年出版了《知識與權力：朝向一種政治性的科學哲學》一書，開宗明義便寫道：「我整冊書所要做的，乃是歐洲式的批評」（Rouse, 1987: ix）。他自認深深受到德國Heidegger和法國Foucault的影響，而此二人的學說，正是前述護理科學研究，爲兩種不同但精神相通的典範。Rouse的立論，適可作爲從應用哲學看護理科學本土化的方便法門。

肆、作爲一種華人應用哲學的 本土科學哲學

一、局部知識

Kuhn（1977: xiii）曾經提到詮釋學對他的科學觀所

產生的決定性影響。根據詮釋學家Gadamer（1981: 88-115）的考察，作為歐陸科學哲學傳統之一的詮釋學，已發展成為人文科學的一般方法學，它同時也是一種實踐哲學。Rouse的努力是將它與美國實用主義（pragmatism）傳統銜接起來，使詮釋學跨出人文科學的特定領域，成為普遍的方法和學理（Rouse, 1987: 50）。

　　簡要地說，詮釋學是詮釋或瞭解人類活動、言說、產物和制度之意義（significance）的藝術、技能或理論（Quinton, 1981: 281）。它無疑可以用於人類所開展的科學知識上。Rouse（1987: 72）透過他所主張的普遍詮釋學，認為科學實踐顯示出其具有局部的、存在的（existential）特性。

　　「局部」有局限之意，任何科學主張都是形成於某些特定社會脈絡（specific social context）及修辭空間（rhetorical space）中（Rouse, 1987: 120）。Rouse（1987: 89-92）曾舉出一九五〇年代DNA分子結構的發現為例證，用以說明局部知識的產生，涉及了特定的時空和人。

　　對科學家在實驗室或診所等場所工作性質的深入探究，產生了科學社會學上的輝煌成果，Rouse正是從其中獲得充分的啟發。他的論點另一個重要來源是Foucault對診所、育幼院、學校、工廠、監獄等特定場所內，有關權力發展的研究，實驗室亦可作如是觀（Rouse, 1987: 107）。科學研究作為一種可理解的活動，是與制度、角色、設備和實踐分不開的。

二、本土科學：以本土心理學為例

從「局部知識」的角度看，今日在臺灣所實踐的西方科學知識，無不是從其生成的西方所在地，如學校、實驗室等，擴散（disseminate）、移轉（transfer）而來。護理科學也不例外。Rouse（1987: 87）明白指出，大多數科學研究都不是想去解決或揭示現存理論的難題，而是希望從身邊的一些設備、技術、專業人員、相關研究結果等現有資源中獲致成就。本土的科學知識便是在這種情況下產生。

華人社會的本土化，係相對於全球化、現代化的一種傾向，從文學、藝術、音樂等領域開始，跨越到社會科學，乃至自然科學，形成一股全面性的大潮流（傅大為，1991: 397-398）。社會學者葉啓政（1993: 190）對「本土化」概念有一生動描述：

> 本土化可以說是對整個學術發展史的一種主體性的反思活動，基本上有企圖突破長期以來為西方學術思考與表達之象徵體系所壟斷的格局，而另闢瞭解與詮釋之蹊徑的意思。……研究之本土化運動所以會被提出，而且引起學術界內同仁們的共鳴，有一部分來自於感受到從西方移植進來的註釋方式，似乎與自身感受到國人所體現之實際心理和現象之間，在認知或詮釋上有斷層。而此一斷層所以產生，往往是因為沒有充分掌握到文化／歷史脈絡。若以個人的語言來說，

即沒有掌握國人的身心狀態，走入國人的日常生活世界，將心比心地加以擬情瞭解。

社會科學本土化的重要里程碑，是一九八〇年中研院民族所主辦的「社會及行為科學研究的中國化」研討會。此處所言的「中國化」，是就歷史文化的自我肯定而論（高承恕，1982: 49）。近年談「本土化」，已有更基進地改變本土社會之意（傅大為，1991: 408）。此外《科學月刊》通過通俗科學寫作，以促進科學本土化，也是一大動力（劉源俊，1990: 73）。

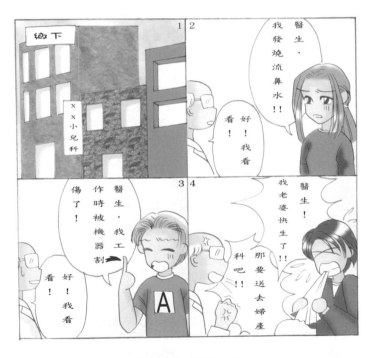

本土鄉間診所

在本土化的潮流中，目前作得最有聲有色的本土科學，當推本土心理學。一九八八年底，香港大學主辦「邁進中國本土化心理學的新紀元：認同與肯定」研討會。這次研討會匯集了香港、臺灣、大陸三地心理學者的「局部知識」研究成果，算是一回成功的交流。論文集於一九九一年出版，曾志朗（1991: IV-V）為文強調：

> 本土化的中國心理學並不是要一味的排斥西方的學理與研究方向，我們反對的是盲目的抄襲與漫無目標的翻譯修訂各種量表。……我們應該去尋找新的途徑來避免陷入上述用西方的觀點來描述中國心理的誤失。但本土化心理學不是為應付「國家」的區別而產生的……。它應該是依附在某一文化實體而存在的。

進一步持續的互動，表現在《本土心理學研究》的創刊上。這份由臺灣大學本土心理學研究室編輯出版的學術期刊，所代表的是「建立華人本土心理學的無比信心及堅定方向」。楊國樞（1993a: 1）在發刊辭中寫道：

> 長期以來……我們錯將北美的本土心理學、蘇俄的本土心理學或日本的本土心理學，當作中國人的心理學及全人類的心理學。……近年以來，臺灣、香港及大陸的心理學同仁，……皆認為要深入探討三地民眾之心理與行為的共相及殊相，別無他途，只有採取本土化的研究策略……進而建構恰當而有用的本土理論。

護理研究有借用或自創理論的爭議（Fry, 1990: 215-

216），但常借用心理學、社會學理論以指引研究，卻是不爭的事實（Kemp, 1990: 611）。基於此點，上述心理學本土化的緣起和課題，相信能夠帶給護理科學本土化一定的啓發。尤其是採取本土化的研究策略，可使研究者在利用現有資源以生產知識時，滿足「掌握機會」的在地特性，和「得心應手」的存在特性（甯應斌，1993a: 7）。

三、華人應用哲學：本土科學哲學

主張知識學無政府主義的Feyerabend（1991: 165）經常爲非西方醫學系統辯護。他認爲西方科學所知有限，所以只能據此評估西方醫學的表現，卻不能因而認定西方醫學優於其他醫學系統。

他並進一步指出，西方科學只是許多科學的一種。其能夠獨步全球，並非知識上合理使然，而是因爲西方國家通過權力運作，將西方的生活方式，強加（impose）於非西方國家的緣故（Feyerabend, 1990: 3）。類似這種「知識／權力」的科學哲學課題，若以本土爲參照背景，即屬本土科學哲學（甯應斌，1993a: 10）。

甯應斌建議將本土科學哲學納入臺灣應用哲學的研究範圍內，對諸如核能發電、科技政策、科學／國家等議題，進行概念理解。傅大爲（1992: 204）則強調科學哲學對「國家—科學」結盟下霸權（hegemony）的批判功能。在西方，應用哲學的工作正是對現實生活中倫理問題，從事概念釐清和哲學批判（Almond & Hill, 1991:

1）。

西方應用哲學的主要內容乃是應用倫理學。但是經過知識的移轉和擴散，像臺灣這樣的學術邊陲地區，在發展應用哲學上，比較不受中心權威既有論述形態的限制，而有較自由的實踐空間。例如投入某個和現實相關的跨科系整合性及應用性領域（甯應斌，1993b: 16-18）。

伍、護理科學本土化可能性的華人應用哲學思考

在西方教育體制的認定下，哲學的主要內容包括：探討存有本性的形上學、考察知識特質的知識學、反思價值判斷的倫理學和美學、工具性的（instrumental）推理規則──理則學，以及發展索引──哲學史等。

護理學家 Leddy 與 Pepper（1993: 185）曾將哲學領域中的知識學、倫理學、形上學，同護理過程中的科學思考、倫理信條、實務理念作了對照。以下筆者將把此一對照，引申擴充為一套華人應用哲學的思考架構，從認知（cognition）、實踐 （praxis）、意理（ideology）三方面，來思考護理科學本土化的可能性。

一、華人應用知識學思考：護理科學的認知本土化

認知科學家指出，認知即是一個人通過心象（representation）或默會知識（tacit knowledge），對事物賦予詮釋（Pylyshyn, 1986: 258），因此認知可視爲人心與環境的互動。人心根植於內在的、微觀的人格，環境形塑出外在的、宏觀的文化。知識學考察認知問題，可以從人格和文化兩方面來考慮。

(一)人格方面的考慮：心理—行爲課題

護理學家通過科學研究，以瞭解護理人員與非護理人員，對護理行爲或活動的認知，最常使用的方法是問卷調查法。例如華人學者曾經針對不同學制的應屆畢業護生，以及不同性別的護生，進行人格特質、對護理形象的看法、護理能力等三變項的比較研究（于漱，1991，1993；于漱、馬鳳歧，1992，1993）。

也有學者比較了護士與病人對重要護理行爲的看法（盧美秀、林秋芬，1992）。她們所採用的問卷，大多爲參考國內外文獻而自行設計的，如「護理形象量表」、「護理能力量表」、「重要護理行爲」結構式問卷等。研究目的主要是「國內因一直缺乏有關此方面之研究，故無法確認目前在我國各級教育制度下所培育出來的護生有何差別」（于漱、馬鳳歧，1993: 36），或「建立一套本土化的

『重要護理行為』的常模，作爲護理人員臨床執業和護理學校護生教學的依據」（盧美秀、林秋芬，1992: 108）。

上述研究，大體可視爲從外衍性本土化（exogenous indigenization）朝向內發性本土化（endogenous indigenization）的努力（楊國樞，1993b: 42-49）。

(二)文化方面的考慮：社會—歷史課題

華人一向看重「家」，雖然過去的大家族已分化爲今日的小家庭，但對病患而言，家庭的療養和家人的照護，仍是康復的重要因素。護理學者觀察到中西文化差異後所作的研究，對於護理科學認知的本土化，已經累積有二十年的成果。

例如在小兒科護理方面，劉碧玉（1982）發現，臺灣兒童住院可由家屬陪同的作法，有其可取之處。王如華（1982）卻在考察國人家庭內兒童癌症患者對其兄弟姐妹的影響時，發現「家醜不外揚」的心態，導致父母限制其餘子女的活動，可能會造成長遠傷害。而陳美燕、徐澄清（1991）則將評估家庭對兒童發展影響的「家庭環境評量表」，經本土化修訂後，在臺灣使用的信度與效度，作了初步探討。類似努力可見於出院病患家庭健康服務和「生活品質指標」（QLI）的本土化上（王世俊，1983；劉雪娥，1993）。

家庭生活品質，來自對家屬生活的認知。護理活動品質，則來自對護理理念的認知。發展適於本土的護理理念，必須由歷史實踐的經驗中累積整理而得（陳心耕，1986: 265）。

二、華人應用倫理學思考：護理科學的
　　實踐本土化

　　實踐指向人的操守（conduct），馬克斯使用「實踐」
這個概念來形容理論與實務的綜合（synthesis）（Angeles,
1981: 220-221）。任何一種基於理論的實務若要有效推
展，勢必涉及人在組織中的活動。人才需要培訓方能勝任
實務，組織需要制度始得推展實務，倫理學反思實踐問題
可自此二方面考慮。

(一)人才方面的考慮：教育—訓練課題

　　教育與訓練乃是樹人的百年大計，中國護理人才的
職業訓練與學校教育，始自一八八〇年代，至今已有百餘
年，余道眞（1977a, b）和張芙美（1991: 142-167）對其
間發展曾有扼要敘述。教育訓練落實下來便是課程設計，
但課程設計卻必須秉持一定的教育哲理和研究方向。

　　余玉眉（1986: 13）強調應瞭解中國的哲學理念，以
促成西方護理知識的本土化。她並在臺灣大力推展質性研
究（qualitative research），以探究人文主義層面的微觀資
料（余玉眉，1991: 8）。至於具體的課程設計和授課目
標，可以從葉莉莉（1990）討論成功大學護理教育的文獻
中得見一二。

　　對於大學水平護理人力資源的探討，陳月枝等五人（1992a）所作的研究甚具代表性。她們發問卷向一九五二年至一九八八年間，所有的護理系畢業生進行普查。發現這些只占每年畢業護生百分之五左右的高等人才，多半擔任護理教師，不願投入實務工作，因而影響專業的發展。

　　由於護理界流傳著「大學畢業護士最不好用」的說法，使得學者不禁要反思：「難道護理界是反教育的專業嗎？」（戴玉慈、蘇燦煮，1987）但臺灣過去大學以上水平的護理教育，屬於國防或一般教育體系，而〈大學法〉第一條則指出：「大學……以研究高深學術養成專門人才為宗旨」，可見大學護理系所培育教學及研究人才有其背景。

　　真正養成護理專業人才的，乃是技術與職業教育體系。長期以來只包括專科和高職兩種學程，最近已向上伸展至護理學院甚至研究所層級。對臺灣技職教育體系各級學程畢業生的護理能力加以定位的研究，將有助於未來護理技職教育的規劃與發展（徐曼瑩等，1993）。

（二）制度方面的考慮：行政—管理課題

　　根據行政院衛生署的統計，臺灣護理人力占衛生保健總人力的百分之四十，為醫療體系中最大主力（徐南麗等，1993: 101）。近年由於經濟發展、社會變遷、消費意識升高、 勞資關係調整、女性角色變化等因素，使醫院護士離職率大增（楊克平，1992: 48）。

　　護理人力資源的供給與需求，已成為護理行政及管理上的主要課題。全民健康保險開辦以來即入不敷出，此

一本土性課題便有其探討的必要。對護理人力的供給、需求和供需平衡等問題的探討研究，陳月枝等五人（1992b, c, d）做得很有系統也很充分。

她們指出，一個完整的醫療照護體系，應包括預防保健體系、疾病治療體系和繼續照護體系。這也是衛生署所擬定的醫療保健體系。研究顯示，一九八九年臺灣護理人力短缺率超過百分之二十，既有人力大多集中於疾病治療體系，而繼續照護體系的人力卻幾乎等於零（陳月枝等，1992d: 526-528）。

為了照護因醫療科技進步和人口形態改變而日益增加的慢性病患，繼續照護體系正在建立，例如實驗已有多年的獨立形態居家照護計畫，即為模式之一（林壽惠，1993）。

三、華人應用形上學思考：護理科學的意理本土化

「意理」一辭在其根本意義上，指的是以道德和政治科學為主的「觀念科學」（science of ideas）（Braybrooke, 1967: 125）。道德行為多少反映了我們的生活信念，政治態度則會影響及人際的權力關係。形上學探討意理問題，可以從信念和權力兩方面來考慮。

(一)信念方面的考慮：道德—價值課題

對倫理道德或價值判斷問題進行形上學思考，是為

了正本清源。作為道德或價值根源的系統，可視為個體行為和集體活動的深層結構。價值觀反映了個人信念，乃是隱性的行為動機，必須透過行為外顯出來。但另一方面，它又會受到文化的影響，而有所限制（郭王芳蘭，1991）。華人本土的護理事業是文化移植的產物，缺乏堅實基礎，亟需建立自己的倫理道德和價值判準（劉仲冬，1990）。某些功能如助產，亦需重新定位（林綺雲，1993）。

在落實護理科學本土化的過程中，護理人員不可避免地會接觸到愈來愈多的本土事物。華人宗教信仰活動和民俗醫療行為，即對源自西方文化的護理科學意理，帶來相當的衝擊（林文香，1992）。行為科學家對臺灣地區民眾求醫行為作分析（楊文山，1992），更指出本土化護理在面對民俗醫療時的因應之道（許木柱，1992）。宗教學者則勾勒出華人社會宗教醫療倫理困局及出困之路（董芳苑，1992）。此外源自中華文化的中醫意理，也是本土化護理另一道活水源頭（孫佩貞，1992；張曼玲，1991）。

(二)權力方面的考慮：政治─經濟課題

護理科學是護理專業的知識基礎。護理科學的意理，向內反映專業人員的信念系統，向外則形塑其權力關係。由於社會大眾常視護理人員為不具權力 （powerlessness）的，這種看法增強（reinforced）了護理人員對自身的無權感，進而影響到臨床實務。因為醫師認為護士乃受其控制（Ferguson, 1993: 118）。

華人自古重男輕女，臺灣又曾長期為日本統治。護

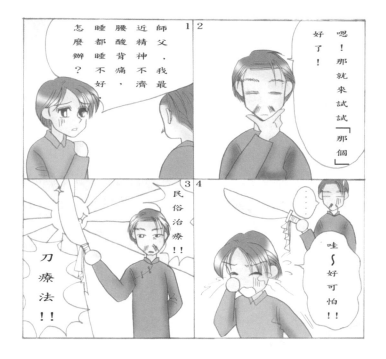

民俗療法

理人員的地位，受到日本人護士學徒制和護士家僕觀的抑制，始終未受重視（陳春份、錢玲，1969: 52-54）。加上過去醫護制度不健全，造成密護充斥，更易招致人們的偏見（王貴譽，1965: 63）。所幸這種情勢，已經因為近年衛生政策的革新而有所改善。

新的衛生政策加強對基層保健服務的推廣。基層保健業務以社區護理為主幹，不但解決了醫師不足的問題，更為護理人員創造出工作自信，而向專業邁進了一大步（林王美園，1991: 73-77）。護理專業的未來，理當如陳心

耕（1991: 37）所言：「透過其專業的專精度提供別的專
業無以抗衡的服務品質，使能靠其專精技術立足社會。」

陸、結語：期待本土護理科學

　　護理科學可以爲護理專業奠定堅實的知識基礎，護
理專業則可以爲護理人員帶來充分的服務機會和穩固的社
會地位。因爲服務機會和社會地位必須扎根於本土，所以
護理科學有必要考慮本土化策略。

　　興起於西方世界的護理科學，目前呈現的是典範並
立的多元局面。典範論述屬於科學哲學課題，筆者嘗試從
作爲華人應用哲學的本土科學哲學立場，呼應國內的護理
學者和哲學學者，通過科際整合的方式，共同爲建構本土
化的護理科學典範而努力。

　　本土化不是盲目排斥抗拒西方學術與技能，而是使
之與本土環境融會貫通。事實上，華人護理學界早已默默
耕耘了很長一段時間，所累積的經驗非常豐富。本論文所
引述的諸多研究成果即爲明證。筆者所樂見的，乃是更多
的護理學者，通過專業自覺，去建構各種本土化護理理
論，包括實務理論、中型理論、大型理論和後設理論。至
於本論文的寫作，則是經由人文學的觀點，向具有深刻人
文內涵的護理科學，從事本土化科際整合的試探。

參考文獻

于 漱（1991）。不同學制應屆畢業護生人格特質之比較研究。**護理雜誌**，38（4），63－75。

于 漱（1993）。不同性別護生的人格特質、對護理形象看法與護理能力之比較研究。**護理研究**，1（3），205－217。

于 漱、馬鳳歧（1992）。不同學制應屆畢業護生對護理形象看法之比較與相關因素分析之研究。**護理雜誌**，39（2），33－44。

于 漱、馬鳳歧（1993）。不同學制應屆畢業護生護理能力之比較與相關因素分析之研究。**護理研究**，1（1），35－49。

王世俊（1983）。論出院病患家庭健康服務。**護理雜誌**，30（2），23－32。

王如華（1982）。中國家庭內癌症患孩對其手足影響之研究。**護理雜誌**，29（4），81－91。

王貴譽（1965）。如何提高護士在社會上之地位。**護理雜誌**，12（2），62－64。

余玉眉（1986）。護理教育的理念。**護理雜誌**，33（3），11－14。

余玉眉（1991）。促進質性護理研究的發展。載於余玉眉、田聖芳、蔣欣欣主編，**質性研究——田野研究法於護理學之應用**（頁5－11）。臺北：巨流。

余道眞（1977a）。中國護理教育之起源與發展。**護理雜誌**，24（4），39－42。

余道眞（1977b）。臺灣近二十年來護理教育概況。**護理雜誌**，24（4），43－45。

林文香（1992）。爲推展護理本土化奠石——認識民間醫療行爲。**榮總護理**，9（2），110－116。

林王美園（1991）。國家衛生政策帶動護理專業活力與展進。**國立臺北護專學報**，8，73－126。

林綺雲（1993）。臺灣助產士專業的變遷——社會學的解析與省思。**國立臺北護專學報**，10，269－284。

林壽惠（1993）。護理角色的新天地——簡介獨立形態之居家照護。**醫學繼續教育**，3（3），413－418。

孫佩貞（1992）。中醫護理的角色。載於**中醫護理研習會講義**（頁53－57）。臺北：臺北護理專科學校。

高承恕（1982）。社會科學「中國化」之可能性及其意義。載於楊國樞、文崇一主編，**社會及行為科學研究的中國化**（頁31－50）。臺北：中央研究院民族學研究所。

徐南麗、王瑋、馮容莊、尹淑莉（1993）。護理人力生產力的評估與應用。**護理研究**，1（2），101－112。

徐曼瑩、林綺雲、劉美慧、周幸生、陳美滿（1993）。**護理學程層級與護理能力層級（第一集）**。臺北：臺北護理專科學校。

郭王芳蘭（1991）。價值觀與專業護理。**護理雜誌**，28（3），39－44。

陳月枝、余玉眉、江東亮、陳心耕、張丹蓉（1992a）。大學護理人力之供給研究。**護理新象**，2（2），125－151。

陳月枝、余玉眉、江東亮、陳心耕、張丹蓉（1992b）。護理人力供給研究。**護理雜誌**，39（1），35－45。

陳月枝、余玉眉、江東亮、陳心耕、張丹蓉（1992c）。我國護理人力需求之探討。**護理新象**，2（9），501－517。

陳月枝、余玉眉、江東亮、陳心耕、張丹蓉（1992d）。我國護理人力供需平衡之探討研究。**護理新象**，2（9），518－533。

許木柱（1992）。民俗醫療與醫護因應。**榮總護理**，9（2），117－120。

陳心耕（1986）。由護理理論的演變談臺灣護理現況（部分）。**護理薪傳**，1（4），256－266。

陳心耕（1991）。社會變遷與護理專業之發展。**護理雜誌**，38（4），37－41。

張芙美（1991）。**護理學史**。臺北：華杏。

陳春份、錢玲（1969）。論目前臺灣護理地位未被重視的原因。**護理**

雜誌，16（4），52－57，63。

陳美燕、徐澄清（1991）。家庭環境評量表在臺灣之信度、效度的初步探討。**護理雜誌**，38（4），119－128。

張曼玲（1991）。整合中醫藥於護理中。**護理新象**，1（4），133－134。

傅大爲（1990）。**知識與權力的空間——對文化、學術、教育的基進反省**。臺北：桂冠。

傅大爲（1991）。曖昧的「本土」與精英的「科學」——從兩種「科學本土化」的意義談「科學文化」與社會的關係。載於林和編，**科技與本土**（頁397－409）。臺北：國家政策研究中心。

傅大爲（1992）。**異時空裏的知識追逐——科學史與科學哲學論文集**。臺北：東大。

曾志朗（1991）。專文推薦。載於高尚仁、楊中芳合編，**中國人‧中國心——傳統篇**（頁I－VI）。臺北：遠流。

甯應斌（1993a）。作爲應用哲學的本土科學哲學：知識／權力的主題與通識教育。**通識教育中的哲學課程研討會論文集**。臺北：臺灣大學哲學系。

甯應斌（1993b）。試論美國應用倫理學的興起條件——有關應用倫理學的一些爭論及對第三世界的啓示。**第四屆美國文學與思想研討會論文集**。臺北：中央研究院歐美研究所。

楊文山（1992）。臺灣地區民眾求醫行爲之分析。**榮總護理**，9（2），121－126。

楊克平（1992）。臺灣地區護理人員短缺問題之現況調查—臺灣地區護理人員短缺問題之正面探討階段之一。**護理雜誌**，39（1），47－53。

董芳苑（1992）。談臺灣社會宗教的醫療倫理。**護理新象**，2（8），450－457。

葉啓政（1993）。學術研究本土化的「本土化」。**本土心理學研究**，1，184－192。

葉莉莉（1990）。從臺灣護理教育的現象談國立成功大學護理學系的課程設計及課程目標。**護理雜誌**，37（4），67－77。

楊國樞（1993a）。發刊辭。**本土心理學研究**，1，1－4。

楊國樞（1993b）。我們為什麼要建立中國人的本土心理學？**本土心理學研究**，1，6－88。

劉仲冬（1990）。護理倫理的社會學觀。**護理雜誌**，37（4），65－68。

劉雪娥（1993）。家屬生活品質量表心理測定學之探討。**護理研究**，1（2），127－136。

劉源俊（1990）。二十年來的科學月刊。載於科學月刊社出版委員會編，**科學月刊二十周年紀念文集**（頁65－74）。臺北：臺北市科學出版事業基金會出版部。

劉碧玉（1982）。中國兒童對住院的反應。**護理雜誌**，29（1），55－62。

盧美秀、林秋芬（1992）。重要護理行為的探討：比較護士與病人對重要護理行為的看法。**護理雜誌**，39（3），107－118。

戴玉慈、蘇燦煮（1987）。難道護理界是反教育的專業嗎？**護理雜誌**，34（2），93－96。

Allen, D., Benner, P., & Dickelmann, N. L. (1986). Three paradigms for nursing research: Methodological implications. In P. L. Chinn (Ed.), *Nursing research methodology: Issues and implementation* (pp. 23-38). Rockville, Maryland: Aspen.

Almond, B., & Hill, D. (Eds.). (1991). *Applied philosophy: Morals and metaphysics in contemporary debate*. London: Routledge & Kegan Paul.

Anderson, J. M. (1991). Current directions in nursing research: Toward a poststructuralist and feminist epistemology. *The Canadian Journal of Nursing Research, 23*(3), 1-3.

Angeles, P. A. (1981). *Dictionary of philosophy*. New York: Barnes & Noble.

Braybrooke, D. (1967). Ideology. In P. Edwards (ed.), *The encyclopedia of philosophy (vol.4)* (pp. 124-127). New York: Macmillan.

Bullough, V. L., & Bullough, B. (1984). *History, trends, and politics of nursing.* Norwalk, Connecticut: Appleton-Century-Crofts.

Chinn, P. L., & Kramer, M. K. (1991). *Theory and nursing: A systematic approach* (3rd ed.). St. Louis: Mosby-Year.

Ferguson, V. D. (1993). Perspectives on power. In D. J. Mason, S. W. Talbott, & J. K. Leavitt (Eds.), *Policy and politics for nurses: Action and change in the workplace, government, organizations, and community* (2nd ed.). Philadelphia: W. B. Saunders.

Feyerabend, P. (1982). *Science in a free society.* London: Verso.

Feyerabend, P. (1990). *Against method* (rev. ed.). London: Verso.

Feyerabend, P. (1991). *Three dialogues on knowledge.* Oxford: Basil Blackwell.

Firlit, S. L. (1990). Nursing theory and nursing practice: Do they connect? In J. C. McCloskey & H. K.Grace (Eds.), *Current issues in nursing* (3rd ed.) (pp. 4-11). St. Louis: C. V. Mosby.

Fry, S. T. (1990). The development of nursing science: Theoretical and philosophical issues. In N. L. Chaska (Ed.), *The nursing profession: Turning points* (pp. 214-221). St.Louis: C. V. Mosby.

Gadamer, H. - G. (1981). *Reason in the age of science.* Cambridge, Massachusetts: The MIT Press.

Gutting, G. (Ed.). (1980). *Paradigms and revolutions: Applications and appraisals of Thomas Kuhn's philosophy of science.* Notre Dame, Indiana: University of Notre Dame Press.

Habermas, J. (1988). *On the logic of the social sciences.* Cambridge: Polity.

Kemp, V. A. (1990). Themes in theory development. In N. L. Chaska (Ed.), *The nursing profession: Turning points* (pp. 608-615). St. Louis: C.V. Mosby.

Koziol-McLain, J., & Maeve, M. K. (1993). Nursing theory in perspective. *Nursing Outlook, 41*(2), 79-81.

Kuhn, T. S. (1970). *The structure of scientific revolutions* (2nd ed.). Chicago: The University of Chicago Press.

Kuhn, T. S. (1977). *The essential tension: Selected studies in scientific tradition and change*. Chicago: The University of Chicago Press.

Leddy, S., & Pepper, J. M. (Eds.). (1993). *Conceptual bases of professional nursing* (3rd ed.). Philadelphia: J. B. Lippincott.

Losee, J. (1987a). *A historical introduction to the philosophy of science* (2nd ed). Oxford: Oxford University Press.

Losee, J. (1987b). *Philosophy of science and historical enquiry.* Oxford: Clarendon.

Meleis, A. I. (1991). *Theoretical nursing: Development and progress* (2nd ed.). Philadelphia: J. B. Lippincott.

Menke, E. M. (1990). Rhetoric and reality in the development of nursing knowledge. In N. L. Chaska (Ed), *The nursing profession: Turning points* (pp. 205-213). St. Louis: C. V. Mosby.

Newman, M. A. (1990). Nursing paradigms and realities. In N. L. Chaska (Ed.), *The nursing profession: Turning points* (pp. 230-235). St. Louis: C. V. Mosby.

Parse, R. R. (1987). *Nursing science: Major paradigms, theories, and critiques.* Philadelphia: W. B. Saunders.

Pylyshyn, Z. W. (1986). Computation and cognition: Toward a foundation for cognitive science. Cambridge, Massachusetts: The MIT Press.

Quinton, A. (1981). Hermeneutics. In A. Bullock & O. Stallybrass (Eds.), The Fontana dictionary of modern thought (p. 281). London: Fontana / Collins.

Radnitzky, G. (1973). *Contemporary schools of metascience* (2nd rev. ed.). Chicago: Henry Regnery.

Rorty, R. (1979). *Philosophy and the mirror of nature*. Princeton: Princeton University Press.

Rouse, J. (1987). *Knowledge and power: Toward a political philosophy of science*. Ithaca: Cornell University Press.

Sarter, B. (1988). Philosophical sources of nursing theory. *Nursing Science Quarterly*, 1(2), 52-59.

Sperry, R. W. (1992). Paradigms of belief, theory and metatheory. *Zygon, 27*(3), 245-259.

Suppe, F. (Ed.). (1979). *The structure of scientific theories* (2nd ed.). Urbana: University of Illinois Press.

Webster, G. A. (1990). Nursing and the philosophy of science. In J. C. McCloskey & H. K.Grace (Eds.), *Current issues in nursing* (3rd ed.) (pp. l2-16). St. Louis: C. V. Mosby.

Wolfer, J. (1993). Aspects of "reality" and ways of knowing in nursing: In search of an integrating paradigm. *IMAGE: Journal of Nursing Scholarship, 25*(2), 141-146.

護理生命教育——關懷取向

作　　者／鈕則誠

出　版　者／揚智文化事業股份有限公司

發　行　人／葉忠賢

總　編　輯／林新倫

登　記　證／局版北市業字第1117號

地　　址／台北市新生南路三段88號5樓之6

電　　話／(02)2366-0309

傳　　真／(02)2366-0310

郵撥帳號／19735365　葉忠賢

網　　址／http://www.ycrc.com.tw

✉ E-mail／service@ycrc.com.tw

印　　刷／鼎易印刷事業股份有限公司

法律顧問／北辰著作權事務所　蕭雄淋律師

Ｉ Ｓ Ｂ Ｎ ／957-818-665-7

初版一刷／2004年10月

定　　價／新台幣250元

國家圖書館出版品預行編目資料

護理生命教育：關懷取向／鈕則誠著.-- 初
版. -- 臺北市：揚智文化，2004〔民93〕
面： 公分.
　　含參考書目
　　ISBN 957-818-665-7（平裝）

1. 護理學 2. 生命教育

419.73　　　　　　　　　93015148